發展障礙
完全自立手冊
［商務篇］

對馬陽一郎 著
安尾真美

林寧哲 監修

瑞昇文化

序言

- 做不好「報聯商」，不知道何時該連絡什麼事項才對。
- 明明沒有任何惡意，但同事的態度卻逐漸變得冷淡。
- 即使參加會議，也跟不上進度。不知道該說什麼才好。

在工作中，比起實際業務，是否更常對這種與他人之間的交流感到苦惱呢？

發展障礙者的煩惱有很多種，其對策也因人而異。在本書的主題「人際關係」中，也是一樣，即使都患有發展障礙，但不同人對外表現出來的個性也各不相同。有的人明明能夠露出笑容，愉快地與人聊天，但在工作的溝通中，卻會產生隔閡或誤解。明明若是電子郵件或書面資料，就能像個社會人士般順利與人交流，但直接面對面時，就變得說不出話來。有的人明明想跟其他人一樣，卻不知為何會惹怒對方，遭人討厭。無論是誰，都找不到解決方法，只能懷抱著煩惱。

我認為能夠斷言「我對自己的溝通能力很有信心」的人並不多。不管是誰，應該都有和別人處得不好的經驗吧。說到底，「溝通是什麼呢」這個問題本身就很難定義。不過，沒有發展障礙的人，會在無意中察覺到「應該要怎麼努力才對呢」，並找到溝通的方向。若是失敗的話，會自我反省，能夠將經驗運用在下個機會中。

發展障礙的症狀一旦加劇，就會在失去指引的狀態下與人接觸。就算被人說要多努力，也不知道該怎麼努力才對。這是因為依照情況、對象、性格等各種要素，得到的「正確答案」全都不同。

在某種情況下，交流不順利時，「溝通方式」不好的是對方還是自己呢？「都是對方的錯」、「都是自己的錯」這兩種想法都會產生不良影響。「雖然從善惡的觀點來說，對方有錯，但沒有妥善處理此事的你也有錯」這種情況在社會上經常發生，但這類指責總是會使發展障礙者感到煩惱。

然而，既然是工作的話，在某種程度上，應該可以縮小「正確答案」的範圍。本書中所記載的內容

就是關於溝通上的規則、禮儀、觀點。這些事項在工作中不會有人教，而是視為「常識」，且容易引發爭執。即使對方指出這種規則或禮儀，也不會清楚告知「哪裡做得不好」、「應該怎麼做才對」。這是因為，有的人認為，「坦率地告訴對方缺少的規則或禮儀」這件事本身很沒禮貌，而且由於必須依照情況來活用，所以很難明確地說明。雖然現在有愈來愈多公司會透過培訓的方式來教導員工商務交流中的規則與禮儀，但對於沒有獲得那種機會就進入社會的人而言，只能從經驗中學習。不過，舉例來說，對於有自閉症類群障礙（ASD）傾向的人來說，很難透過觀察來學會這種規則或禮儀。藉由事先了解「什麼是規則・禮儀」，應該會變得比較容易了解到觀察他人行為時的重點吧。

另外，本書也會解說由聽覺過敏或「不易掌握事情重點的障礙」所導致的溝通問題。不要只聚焦在「不擅長參加會議、不擅長報告」這類情況，也要聚焦在「是否因為某種理由而變得不擅長參加會議或報告」，我希望能藉此來使其成為思考出對策的契機。

我認為，願意拿起本書的人，應該都有各自的理由或立場。若自己不是發展障礙者，而是身邊有「疑似發展障礙者」的人，並對其行為感到困擾而拿起本書的話，我希望您可以帶著「或許那個人也在為這些事煩惱」這種同理心來閱讀本書。即使突然將此書直接交給對發展障礙沒有自覺的人看，恐怕也無助於解決問題。我認為，首先要去理解當事人（而非發展障礙），這一點才是解決問題的最佳方針。若本書有助於大眾對這方面的理解，我會感到再高興也不過。

事先學會知識，有助於讓人放心。我認為願意拿起本書的人，是目前正在公司內努力，或是今後打算要努力的人。如果這本書能夠幫助這些人在公司裡建立人際關係，讓他們能夠稍微安心一點、努力前行，那就再好不過了。

特定非營利活動法人SARA-Project

對馬陽一郎、安尾真美

序言 ― 002

本書的特色 ― 010

發展障礙的種類 ― 012

第1章 想給人良好的第一印象 ―― 注重儀容、距離感

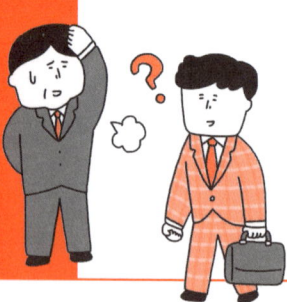

不知道西裝與配件的挑選方法

實例 被說不注重儀容 ― 016

原因 依照行業和要穿的人，上班服裝的基準會改變 ― 016

解決方法 專賣店的店員是最好的夥伴 ― 017

挑衣服時，請仰賴具有專業知識的店員吧 ― 017

白襯衫的選法 ― 018

鞋子的選法 ― 020

襪子的選法 ― 020

腰帶的選法 ― 020

領帶的選法 ― 020

手錶的選法 ― 022

包包的選法 ― 022

透過男用西裝的混合搭配來決定每日穿搭 ― 022

透過領帶來增添變化 ― 024

女性在選擇每日穿搭時，可以透過上下半身的搭配

被說不注重儀容

何謂「商務休閒風格」？ ― 026

來增添變化 ― 026

不清楚應該化什麼樣的妝 ― 027

實例 在沒有明確理由的情況下，即使被說服裝的印象 ― 028

原因 一些小細節沒有做好，就會破壞整體的印象 ― 028

解決方法 事先決定要定期檢查的事項 ― 028

每天的服裝儀容檢查重點 ― 029

事先決定理髮、送洗衣服等事項的期間 ― 029

明明沒有那個意思，卻被說「態度很冷淡」

實例 不擅長露出笑容 ― 034

原因 不擅長露出表情與表達情感 ― 034

解決方法 若不擅長露出笑容的話，就試著透過鏡子來練習 ― 036

一邊照鏡子，一邊練習 ― 037

很難維持笑容或是做出條件反射行為時，應以重點為主 ― 037

搞不懂適當的距離感

實例 光是坐在隔壁座位，就會被投以異樣眼光 ― 038

原因 不擅長露出表情與表達情感 ― 038

解決方法 事先依照與對方之間的關係與情況來了解適當的距離吧 ― 039

可以自由挑選座位時，盡量避開不認識的人附近 ― 040

有人站在狹小的通道上時，盡量選擇其他通道 ― 040

當自己停在走道時，請盡量靠邊，以便人們可以通行 ― 041

第 2 章 設法改善「不擅長聽取指示」這一點
——培養傾聽能力

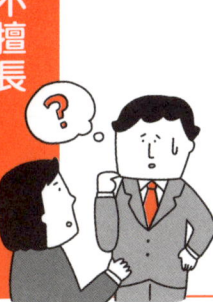

- 因聽取指示時的態度而被提醒
  - 🪧 實例 明明打算認真聽,卻被說「態度差」— 044
  - 原因 不知道溝通上的禮節 — 044
  - ✏️ 解決方法 首先,先了解禮節吧 — 045
    - 聽取指示時最適合的記事本和筆 — 045
    - 溝通禮節的意義為何? — 049
    - 隨聲附和的時機不對 — 049
    - 若真的不會隨聲附和與做筆記的話 — 050
    - 要多留意這樣的詞語! — 050
    - 聽取指示時,容易會說錯的話 — 051
- 明明是依照指示來做,卻被說「不對」
  - 🪧 實例 明明是依照指示的步驟來工作,卻遭到責罵 — 056
  - 原因 不擅長處理聽到的資訊,也不易產生同理心 — 056
  - ✏️ 解決方法 開始工作前,與下達指示者調整彼此的認知 — 058
    - 直接聽取指示時,基本上要照原樣地複誦一遍 — 058
    - 一定要釐清期限 — 060
    - 重點在於,要加入「數字」— 061
  - 當指示並不具體時,應主動要求具體的行動 — 061
- 即使聽了指示後,也不知道該做什麼才對
  - 🪧 實例 在確認任務時,要運用電子郵件 — 063
  - 原因 即使想對方說「你看著辦吧」,也不知道該怎麼做才好…… — 064
  - ✏️ 解決方法 很難想像對方指出缺點的方案 — 064
    - 制定明確的方案與具體目標 — 064
    - 針對「對方所說的話或物品」來逐一詢問 — 066
    - 試著拆解工作內容 — 069
- 明明能夠理解文字,但用耳朵聽時,卻無法理解內容
  - 🪧 實例 若有提供工作指引或說明書的話,明明就能理解 — 074
  - 原因 因視覺優勢效果而不擅長處理聲音資訊 — 074
  - ✏️ 解決方法 基本上不能猶豫,要重問一次 — 075
    - 總之,先把能夠理解的部分彙整成文章,再重問沒聽懂的部分 — 075
    - 使用語音輸入軟體 — 076
- 無法理解說明書或工作指引
  - 🪧 實例 用口頭說明的話,明明能夠理解,但變成文字的話,就無法理解 — 078
  - 原因 學習障礙(LD)中的閱讀障礙、ADHD的注意力問題等 — 078
  - ✏️ 解決方法 分析「看不懂」的原因,思考對策 — 079
    - LD所造成的閱讀障礙需要他人的理解與協助 — 080
    - 若有不擅長的顏色,則要透過黑白影印或彩色影印紙來應付 — 080

第 3 章 搞不懂溝通時的商務禮儀
——身為社會人士的禮儀

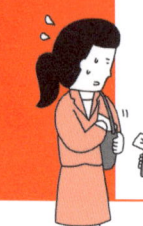
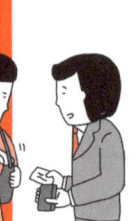

- 若印刷字體不易閱讀的話，可以試著變更字型 —081
- 即使是較長的文章，只要一行一行看，就能夠理解 —081
- 若不轉換成聲音，就無法理解時的對策 —085
- 無法照順序閱讀說明書，或是專注力不持久時的對策 —087

雖然想打招呼，但搞不懂時機和規則
- 【實例】問候語的種類太多，不知道該選哪個 —090
- 【原因】日語中的問候語的複雜規則 —090
- 【解決方法】記住問候語的選擇模式吧 —091
- 若在職場內，基本上只會和同事接觸的話，可以透過幾種模式來應付 —091
- 若工作內容也會接觸到同事以外的人的話，要記住問候語的差異 —091

搞不懂拜訪其他公司時的規定
- 【實例】因為不知道拜訪對象所屬的部門而導致遲到 —094
- 【原因】很難只透過經驗來學習規定或禮節 —094
- 【解決方法】出發前的準備很重要 —096
- 事前的準備・確認事項 —096
- 拜訪前的禮節・慣例 —101
- 從在接待櫃檯說明來意到進入房間・就座的步驟 —103
- 拜訪時應特別留意的事項 —104

搞不懂交換名片的方法
- 【實例】明明覺得自己能夠順利地交換名片⋯⋯ —108
- 【原因】交換名片時，不僅要注意動作，也有許多要注意的規定 —108
- 【解決方法】只要事先了解動作・規定，就能夠應付 —108
- 交換名片時的規定 —109
- 由身分地位較高者先交換 —109
- 使用皮革製的名片夾 —114
- 不要使用折到、有污漬的名片 —114
- 明明隔天必須要用，但名片卻發完了 —115

搞不懂自己的工作範圍
- 【實例】出於好心而做的工作卻造成大麻煩 —115
- 【原因】若沒有明文規定的話，就不知道自己的工作範圍 —116
- 【解決方法】對於交辦的工作，要具體地確認可交付成果。對於沒有直接下達指示的工作，則透過記錄的方式來累積經驗 —116
- 把日常應做的工作，彙整在特別的資料夾中 —118
- 對於上司直接交辦的工作，應確認具體內容 —119
- 對於工作計畫，不僅要事先詢問工作方式，也要詢問時機 —120
- 關於工作計畫，不僅要事先詢問工作方式，也要詢問時機 —120
- 對於每項工作，都要確認自己的責任與權限的範圍 —120
- 事先整理職場的資訊 —121

第 4 章 想要變得擅長進行「報聯商」——報告・聯絡・商量

工作推不掉，事情處理不完

- **實例** 工作通通被分派給自己 ─ 122
- **原因** 不擅長溝通與掌握自己的工作 ─ 122
- **解決方法** 記錄與管理自己要做的工作和做完的工作 ─ 123

無法好好地管理筆記

- **實例** 立刻就會遺失記事本，或是忘記放在哪裡 ─ 124
- **原因** ADHD的疏忽特性與對策的失誤 ─ 124
- **解決方法** 思考適合自己的資訊管理方法 ─ 125
  - 以活頁筆記本為主，在各處放置補充內頁 ─ 125
  - 活用卡片尺寸的記事本「jotter」 ─ 126
  - 把A4影印紙當成筆記用紙，收在證件套內 ─ 127

講電話時，不知道該說什麼才好

- **實例** 盡量事先準備好應對模式 ─ 128
- **原因** 講電話時要處理多項工作 ─ 128
- **解決方法** 無法一邊做筆記，一邊講電話 ─ 129
  - 打電話 ─ 129
  - 接電話 ─ 129

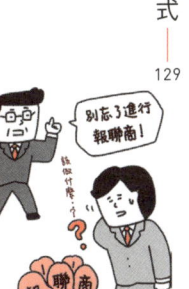

對方不願把話聽完

- **實例** 為了避免誤解，所以想要詳細地說明，但卻被說講話太冗長 ─ 132

沒有全部傳達完就會感到不安。很難理解對方想要什麼資訊

- **原因** ─ 133
- **解決方法** 決定報聯商的格式 ─ 134
  - 運用報聯商表格 ─ 134

搞不懂報聯商的時機

- **實例** 太晚向上司報告，對工作造成影響 ─ 136
- **原因** ADHD的拖延症或衝動性、ASD的「對溝通感到猶豫」 ─ 136
- **解決方法** 提高所有報聯商事項的頻率 ─ 137
  - 基本上，搭話的時機為，對方獨自一人時 ─ 137
  - 事先提交行程表，把詳細的進度段落當成報告日 ─ 138
  - 試著決定「1天要向上司報告1次目前的工作狀況」 ─ 139
  - 與團隊共享工作進度或工作資料夾 ─ 139

即使已經反省，也道歉了，卻得不到原諒

- **實例** 明明已經拚命道歉了，卻得不到原諒。被人說「你以為道歉就沒事了嗎」之類的話 ─ 142
- **原因** 遭受責罵時，有「挨罵方式」 ─ 142
- **解決方法** 遭受責罵時，基本上要選擇「傾聽」 ─ 144
  - 高明的挨罵方式的步驟 ─ 144
  - 遭受責罵時，不能做的行為 ─ 146

搞不懂行程表的商量方法

- **實例** 不會挑選事前會議的候選日期 ─ 148
- **原因** 不擅長進行事前預測或估算、變更行程表 ─ 148
- **解決方法** 為行程的添加方式加上規則吧 ─ 149
  - 探聽行程表時的禮節 ─ 149
  - 事先決定行程重疊時的判斷標準 ─ 150

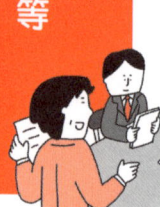

第 5 章 不擅長進行 1 對多的溝通，像是會議、閒聊

- 藉由決定判斷標準來消除加入行程時所感到的不安 —— 151
- **明明沒有惡意，卻得罪對方**
  - 明明打算正常地交談，但卻惹怒對方 —— 152
  - 實例 被說「沒禮貌」—— 152
  - 原因 因障礙而容易出現的毛病或特徵會對溝通造成阻礙 —— 152
  - 解決方法 事先了解交談中該做的事與不該做的事吧 —— 153
- 在工作中，交談時應注意的事項 —— 153
- 在工作中，交談時不該做的事 —— 154
- 若同時跟很多人交談，就會不知道每個人各自說了什麼
  - 原因 跟不上會議的流程 —— 158
  - 實例 ASD中常見的聽覺過敏 —— 158
  - 解決方法 會議前後的支援工作很重要 —— 159
  - 會議前，要把所有已知的事項都寫出來，製作自己專用的資料 —— 159
  - 準備座位圖，讓人容易對出席者的長相・名字產生連結 —— 160
  - 當某個人發言時，要看著那個人的嘴巴 —— 160

- **明明只是說了自己覺得正確的意見，但周遭的反應卻不好**
  - 明明說了正確言論，但周圍的人卻一臉驚訝 —— 162
  - 實例 優先順序不明確的判斷標準很難懂 —— 162
  - 原因 去思考在各種「正確」當中，站在自己的立場上，應追求的「正確」是什麼 —— 163
  - 解決方法 首先，多留意關於自己所負責的工作的意見吧 —— 163
  - 釐清「哪裡」有問題，尋求對策 —— 164
  - 不要再重提已做出結論的事項 —— 164
- **在會議中，對很多事感到在意，無法專注在議題上**
  - 實例 在會議中，會去注意各種事物，沒有理解其他人發表的意見 —— 166
  - 原因 ADHD的衝動性、ASD的資訊選擇障礙 —— 166
  - 解決方法 盡量降低對腦部造成的負擔 —— 167
  - 把注意力集中在「與自己相關的事情」上 —— 167
  - 請人使用投影機來投影議事錄 —— 169
  - 使用語音辨識軟體來將對話過程轉換成文章 —— 169
- **不會加入閒聊・即使加入了，也不知道該說什麼才好**
  - 實例 即使加入閒聊圈子，也只會讓周遭的人掃興 —— 172
  - 原因 跟不上與許多人交談的速度 —— 172
  - 解決方法 一開始先傾聽，從隨聲附和做起吧 —— 173
  - 要注意說話音量 —— 173
- 議事錄發下來後，一定要看 —— 160

第 6 章 想變得能寫出讓人好懂的文章
——文件、簡報、電子郵件

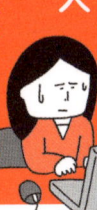

- 就算只是笑著點頭致意也沒關係 — 173

撰寫文件時，搞不懂應傳達的重點
- 實例　明明打算與人商量，但對於閱讀文件的人卻不那麼認為 — 176
- 原因　對於閱讀文件的人來說，沒有向閱讀者表達出訴求，文章不好懂 — 176
- 解決方法　透過簡單易懂的文章，來明確地寫出希望閱讀者怎麼做 — 176
- 透過「一文一義」的方式來寫出好懂的文章 — 177
- 記住商業文件的格式 — 178
- 事實與自己的感想要分開寫 — 178
- 聽取指示時，應確認上司所要求的重點 — 178

被說文件的排版很怪
- 實例　只要內容沒有問題的話，就算使用有點不易閱讀的排版方式也沒關係吧？ — 180
- 原因　搞不懂閱讀的排版方式也沒關係吧 — 180
- 解決方法　認知能力較弱 — 180
- 累積良好排版的範例 — 180
- 套用範本或原有的格式時，不要變更排版 — 182

不擅長透過電子郵件來進行溝通
- 實例　頁數設定方法 — 182
- 排版的重點 — 182
- 原因　電子郵件中的文章被指出缺點 — 182
- 解決方法　邏輯的重視與粗心所導致的錯誤 — 184
- 電子郵件也有格式 — 185
- 在寫電子郵件時，運用符號以及空一行，會比較容易閱讀 — 185
- 撰寫電子郵件時的注意事項 — 185
- 回覆電子郵件時的注意事項 — 186

被說簡報做得不好
- 事例　被說要使用PowerPoint來做簡報，但不知道該怎麼做才好 — 188
- 原因　簡報的目的沒有符合對方要求 — 188
- 解決法　先釐清簡報的目的後，再開始製作簡報。而且要反覆練習發表 — 188
- 確認簡報的目的後，製作摘要 — 189
- 活用PowerPoint的「大綱」功能 — 191
- 依照簡報時間來思考投影片張數 — 191
- 活用範本 — 191
- 要注意配色和文字大小 — 191
- 讓動畫效果變得簡單 — 192
- 反覆練習 — 192
- 準備用來回答問題的模擬問答集 — 192

Point 1
介紹發展障礙者在工作中會面對到的各種關於人際關係的煩惱的實例。

工作推不掉，事情處理不完

實例　工作通通被分派給自己

業務部的A先生帶著笑容走過來說：「○○先生，這些也拜託你了。」並放下文件。由於是經常發生的事，所以就反射性地回答「好的，我知道了。」但內心卻相當不滿。事務人員明明又不是只有我一個人……。不過，因為絕似乎會使雙方關係惡化，而且也想不到拒絕理由，所以最後還是只能接下工作。

原因　不擅長溝通與掌握自己的工作

在發展障礙者當中，也有許多工作內容本身適合自己，而且工作能力很強的人。話雖如此，也

雖然試著和上司商量，但上司只會說：「要好好做喔。忙碌的人不是只有你而已喔。」雖然今天也只得加班了，但下次又會被說：「你還真常加班啊。」明明很忙，但評價卻完全不會提昇。

不代表那樣就完全不會出現問題。特別常見的情況為，因為無法拒絕工作而出現過勞症狀。

在造成這種情況的原因當中，首先可以想到的是，**雖然工作能力很好，但卻不擅長與周遭的人溝通**。由於不能順利地與周遭人溝通，所以無法勝任需仰賴團隊合作的重要工作。另一方面，若是能獨自完成的工作的話，就能順利完成，所以一次性的工作自然會被分派給自己。由於是要獨自負責的工作，所以其他同事不會知道當事人有多忙碌，再加

對策
○記錄與管理自己要做的工作和做完的工作

122

Point 2
從醫學觀點來研究，什麼樣的原因會導致實例的特性出現。

010

本書的特色

Point 3
解說的內容並非醫學上的研究，而是為了讓在職者能夠應付關於人際關係的煩惱而想出來的方法。

上司一次性的工作，所以有的人會認為，負擔應該不會那麼大吧。即使推掉了這次工作，下次還是會牽涉到其他不擅長的工作。無論是ASD還是ADHD患者，**在工作中訴不擅長制定計畫**，這一點也包含了，整體工作的掌握與管理。在承接各種工作的過程中，會變得無法管理「自己目前已承接了多少工作，有多忙碌」這一點。因此，也不知道與其他人相比，自己算不算很忙。也無法透過目前的狀態來判斷，是否應該推掉新的工作。

另外，發展障礙者普遍會出現的傾向為，由於對自己沒有信心，所以會抱持著「**毫無限制地接受周遭的人的要求，無法拒絕對方**」這種問題。也有許多人無法和上司商量，讓自己的負擔不斷增加。

第3章 搞不懂溝通時的商務禮儀

解決方法
記錄與管理自己要做的工作和做完的工作

當一次性的工作大量出現，變得管理不完時，應採取的對策為，**事先將工作事項記錄下來**。要記錄的內容為，工作內容、委託者、截止日期、開始日期、完成日期。

原本就是自己的工作時，要將委託者視為「自己」。把接受委託那天當成開始日期即可。

若有新的委託在很忙碌時出現的話，請一邊對方看這張表格，一邊一起思考截止日期吧。若想要讓對方了解到「自己目前處於相當忙碌的狀況」，事先整理好表格是一種有效的方法。

只要事先記錄下自己的工作，也能在其他情況下派上用場。在進行關於獎金的面談時，提交自我評估表時，接受績效評價面談時，都會成為參考資料。這份資料也會成為一項契機，讓上司看到自己對職場做了多少貢獻。

工作記錄的填寫範例

工作內容	委託者	截止日期	開始日期	完成日期
向A公司的○○先生發送賀電	□□課長	8/3	8/2	8/2
處理出差申請單	業務部××先生	8/23	8/21	8/23
處理8月份的交通費	自己	8/30	8/22	
⋮	⋮	⋮	⋮	⋮

123

Point 4
滿滿地記載了從發展障礙的支援服務工作中獲得的啟示，這些啟示有助於克服「眼前」遭遇到的挫折。

發展障礙的種類

在本書中，會針對目前正在上班的人，或是之後要開始上班的人，介紹用來克服「容易因工作上的人際關係而遭遇到的挫折」的對策。

即使對發展障礙沒有那麼熟悉，大概也有聽過「ADHD」、「亞斯伯格症候群」之類的詞彙。最近，這類詞彙在雜誌或電視上，較常被提到。

發展障礙也包含了許多種類，所謂的「ADHD」、「亞斯伯格症候群」，就是發展障礙的種類之一。

有時候，患者的情況也會符合多種發展障礙的的特徵，像是ADHD與ASD、ASD與LD等。在這種情況下，醫師也可能做出「罹患多重發展障礙」的診斷。

發展障礙的診斷本來就很困難，要先由專業醫師做各種檢查，再謹慎地做出判斷。即使有發展障礙的傾向，也不能認定那個人有障礙，而且當然不能自己判斷，也不能由專家以外的人來判斷。

發展障礙目前仍處於持續研究中的階段，ADHD與ASD這類名稱，今後也許會產生變化。關於因在電影等作品中的描寫而變得有名的「亞斯伯格症候群」，在目前的診斷中，已被歸類在ASD內。在下頁中，會試著簡單地列出各種障礙的特徵。另外，我要先說一下，這些症狀是一般的情況，實際症狀會因人而異。即使符合所有特徵，也未必就患有該障礙。即使是被診斷出障礙的人，也會出現不符合的特徵。

ADHD/ADD
（注意力不足過動症）

🟧 **特徵**

粗心大意，容易分心。只要一想到什麼事，就會很衝動地採取行動。另一方面，對於必須要做的事情，卻遲遲不做。這種拖延傾向也是特徵之一。

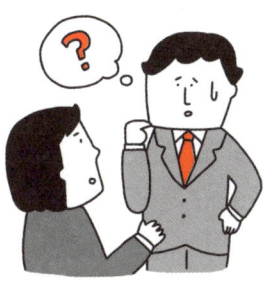

🟧 **ADHD的特性**
- 無法專心聽別人說話，常常往旁邊看而漏聽。
- 會很衝動地把想到的事情脫口而出，或是去實行，對工作或人際關係造成不良影響。
- 遲遲不肯著手進行長期性工作，在期限快要到之前，也不認真工作。
- 無法遵守時間，不擅長先估算時間再採取行動。
- 常出現粗心所導致的錯誤，也常遺失物品。

ASD
（自閉症類群障礙）

🟧 **特徵**

包含自閉症、高功能自閉症、亞斯伯格症候群等在內的障礙的總稱。與被稱作PDD（廣泛性發展障礙）的障礙，意思大致上是相同的。

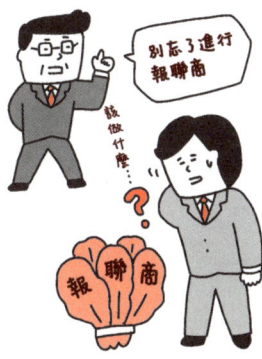

🟧 **ASD的特性**
- 搞不懂與同事或上司之間的距離感，無法建立良好的關係。
- 不擅長溝通，很少進行報聯商，或是太常進行報聯商。即使聽取了指示，也無法掌握重點。
- 很難客觀地看待自己，不在乎自己的儀容與言行舉止。
- 無法妥善管理多項工作或預定行程，會忘記與他人的約定，或是沒有按時完成工作。
- 不具備與年齡相稱的社交能力，經常與他人發生衝突。
- 會不知不覺地使用給人負面印象的詞語。

LD
（學習障礙）

🟧 **特徵**

儘管在其他方面沒有問題，但卻對某種特定事物非常不擅長。不擅長的事物會因人而異。雖然其理由與程度也各有差異，但「看不懂字」、「不會寫字」之類的情況會被概括分類成相同障礙。

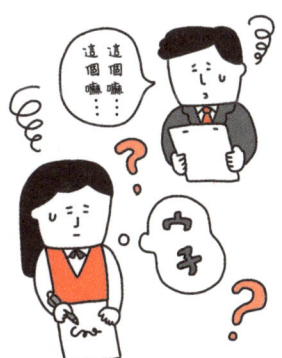

🟧 **LD的特性**
- 無法順利地理解文字。症狀會因人而異，例如「即使能夠默念，但卻無法唸出聲音」、「無法順利理解文字本身」等（閱讀障礙）。
- 無法順利寫出文字。寫字要花費很多時間。或者是，寫出來的字的形狀會變形，像是「左右相反、部首的位置很散亂」。也有就算旁邊有一個正確的字，但光是抄寫就很困難的情況（書寫障礙）。
- 無法順利計算。無法順利理解數字與符號，即使把2個數字擺在一起，也無法判斷哪個數字較大（計算障礙）。

讀者特典下載指引

　　本書所提供的讀者特典為「業務整理表」、「外出時的檢查表」、「電話應對守則」、「報聯商表格」。
　　用來提供本書讀者特典的網站如下所示：

下載連結
https://www.shoeisha.co.jp/book/present/9784798154879

　　下載檔案時，必須登入SHOEISHA iD的會員。詳情請看網站。

※檔案可能會在沒有預告的情況下停止提供。請大家要先同意這一點。

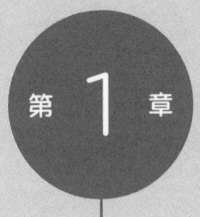

想給人良好的第一印象

注重儀容、距離感

初次見面時，在很短的時間內就會決定人的第一印象。不過，反過來說，第一印象，也就是良好的服裝儀容和問候語，能夠讓對方留下好印象，並成為一種容易產生好結果的「溝通術」。

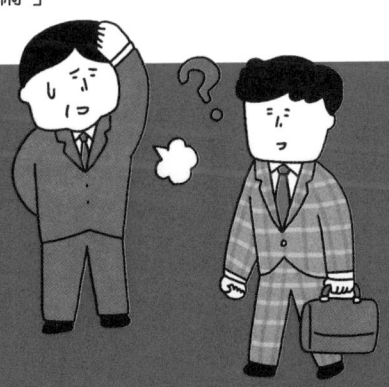

不知道西裝與配件的挑選方法

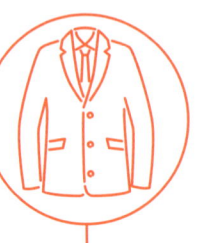

對策
- 請專賣店的店員幫忙挑
- 透過西裝的混合搭配來決定每日穿搭

實例 被說不注重儀容

大概是因為工作內容會直接與客人接觸，所以上司對於服裝的意見很嚴格。

若穿上在量販店隨意挑選的服裝，就會被說「太休閒了」、「太花俏了」等。明明其他同事穿了同類的服裝，卻沒被提醒任何事。心想「這樣的話，應該無可挑剔了吧」，便穿了面試用西裝，這次對方卻嘆氣說「又不是學生了」。乾脆直接規定制服不就輕鬆多了，到底要穿什麼才對啊。

原因 依照行業和要穿的人，上班服裝的基準會改變

在有ASD傾向的人當中，最常見的類型是「對流行服飾本身沒有什麼興趣，也不懂衣服的挑選方式」。雖然直到學生時代為止，可以用「因為我對流行服飾沒興趣」、「因為我沒什麼品味」這種話來應付，但一開始上班後，就遭到上司的強烈批評，變得很苦惱。

第二常見的類型為，雖然對流行服飾有興趣，但喜愛的服飾容易偏向某種風格。經常挑選花俏的衣服，或是全身上下都是名牌貨，使自己顯得很突兀。

由於無論是哪種情況，**患者都不太擅長從大家的穿著中「隱約」讀出當下的穿搭基準，所以在周圍顯得格格不入。**

因此，若被要求「穿搭風格應融入職場的氣氛」，那就會成為一項課題。若是女性的話，就要更

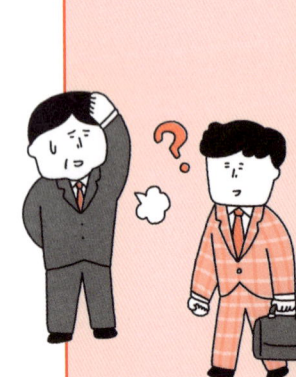

第1章 想給人良好的第一印象注重儀容、距離感

加留意，而且也有很多職場會採用「商務休閒風格」，服裝的挑選難度會變得更高。

對於有很多以上這類煩惱的人來說，事先了解自己應該穿什麼服裝才對，會有助於解決問題。

ADHD患者**經常會因為粗心大意而疏於服裝儀容檢查。**另外，由於不擅長管理時間，再加上早上很忙，所以有時會連整理頭髮和挑選衣服的時間都沒有，就直接出門了。若個性很愛打扮的話，反而會因為花費好幾十分鐘來檢查服裝儀容而經常遲到。

在這種情況下，也必須設法盡量減少早上挑選衣服時所花費的時間。

挑選服飾時，應告訴店員的事情

- 請店員介紹符合職場的西裝
- 自己從事什麼行業的工作
- 自己的職務種類
- 預算

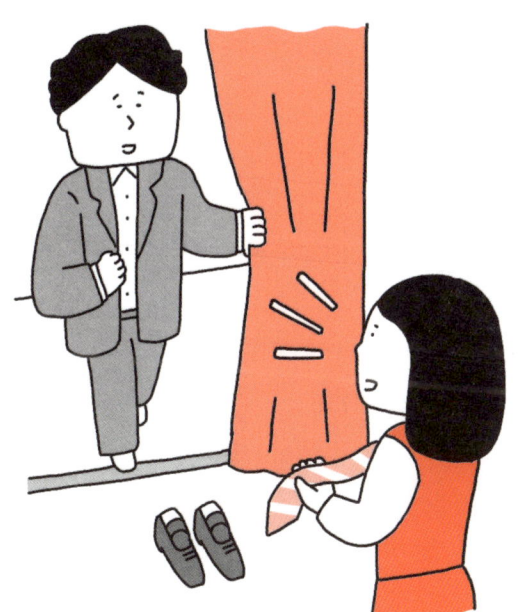

✏️ **解決方法**

專賣店的店員是最好的夥伴

挑衣服時，請仰賴具有專業知識的店員吧

縮小可選擇的範圍，所以等到真的要買時，也比較不會感到猶豫。

問題在於，要設定何種程度的金額。最好的方法為，要設定何種程度的金額。最好的方法為，**試著坦率地與上司或前輩商量**。此時要注意的事項為，商量對象應為同性。若平常上司就會提醒關於服裝的事情的話，最好試著詢問那位上司。在提問內容方面，可以試著問「請問您在買成套西裝

017

時，都買大約什麼價位的產品呢」。

作為該職場的基準，上司或前輩的購買金額是可以信賴的。

試著使用「女性 西裝 專賣店」等關鍵字來搜尋，找找看附近的專賣店吧。如果附近沒有這類專賣店的話，可以在西裝專賣店當中，選擇女裝區較大的店。

若硬要以「一般公司」的標準來下定義，整套西裝的定價在3～5萬日圓左右，應該就不會過於便宜・昂貴吧。雖然也有定價更加便宜的西裝，但最好避開。在談到設計感之前，這類產品可能既不耐穿又很快就會出現破損，以結果來說，可能要負擔更多費用。

決定好預算後，準備好預算＋1萬日圓左右的金額，前往欲消費的店家吧。要選擇什麼樣的店家呢？答案會因預算而異。雖然沒有明確的標準，但若預算為剛才提到的3～5萬日圓左右的話，最好去專賣店或西裝的量販店。以女性的情況來說，若附近有女性西裝專賣店，就去那間店吧。

走進店內後，**就下決心試著向店員搭話吧**。此時應事先準備好，讓自己能夠傳達以下內容：

・自己所從事的行業（資訊業、食品業、公務員等）
・自己的職務種類（業務員、事務人員、接待人員等）
・預算（想要決定上限時，就告訴對方「上限○千／○萬元」）

若想要盡量自己挑選的話，希望能參考下頁的基準。

在這種條件的範圍內，只要一邊接受店員的建議，一邊決定幾套西裝即可。相反地，若自己完全選不出來，也可以全都交給店員來選。

白襯衫的選法

與西裝相同，白襯衫的款式也有各種類型。要買西裝而向店員諮詢時，**最好也要請店員幫忙挑白襯衫，和西裝一起買**。只要請店員挑選過一次，之後只要持續購買相同款式的服飾即可。

總之，若不想被挑毛病的話，就選擇沒有花紋的白襯衫，衣領

018

西裝挑選基準

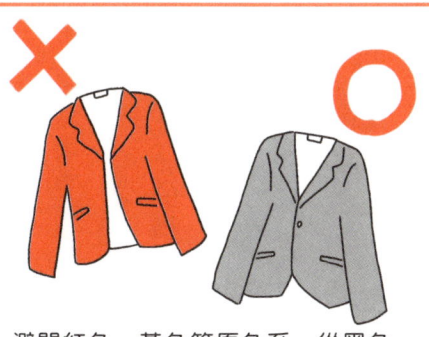

避開紅色、黃色等原色系，從黑色、灰色、藏青色系中挑選。

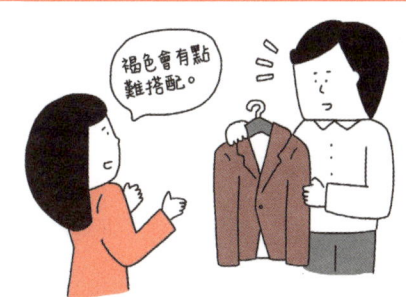

褐色有點難搭配，比較適合老手。向店員尋求建議。

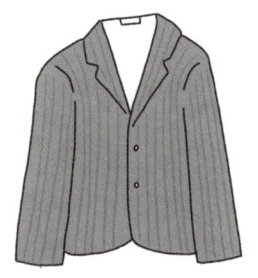

關於西裝上的條紋，最好選擇較不顯眼的暗條紋（shadow stripe）。

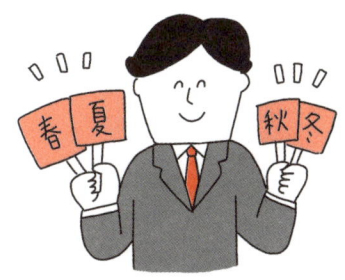

只要選擇四季通用款式的西裝，無論在什麼季節穿，在設計上都不會感到不協調。

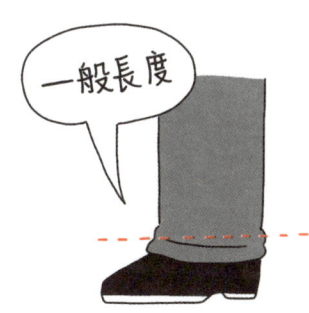

雖然長褲的褲管長度與流行趨勢有關，但說到「一般長度」的話，指的是下襬會蓋在鞋子上的長度。

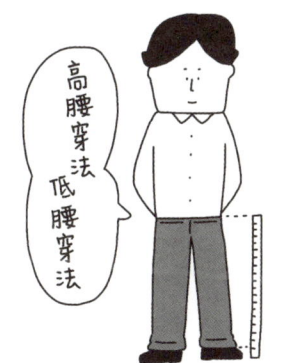

在測量褲管長度時，要注意不要採用高腰或低腰穿法。若不太清楚的話，最好也要試著向店員諮詢腰帶的位置。

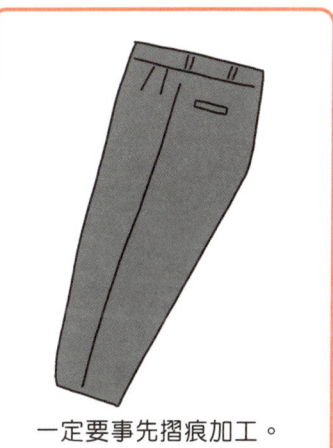

一定要事先摺痕加工。

選擇標準領。雖然價格會稍微貴一些，但若選擇有「形狀記憶」功能的款式，就能省去燙衣服的工夫。不擅長處理麻煩事的人，很推薦選擇那種款式的襯衫。

鞋子的選法

在鞋子的顏色中，**黑色或褐色系是基本款**。若感到煩惱的話，只要全都選擇黑色鞋子，與大部分西裝的顏色都很搭。

鞋子應選擇沒什麼裝飾的商務皮鞋。在一種叫做橫飾鞋（straight tip）的款式當中，有鞋帶的鞋子似乎被視為最適合商務用途的。在婚喪喜慶的場合，穿這種鞋子應該也說得過去吧。

鞋子要事先準備好3雙。若持續穿同一雙鞋子的話，就容易把鞋子穿壞。對於鞋子來說，「穿1天，讓鞋子休息2天」是很好的輪替方式。

雖然鞋子的價位也分成很多種，但太便宜的鞋子會不耐穿。一開始，先選擇5000日圓到1萬日圓之間的鞋子吧。

鞋子穿了一陣子後，腳後跟部分就會逐漸磨損。當腳後跟部分變形，或是明顯變得傾斜時，請試著找找看，附近有沒有進駐超市或車站等處的修鞋店兼鑰匙店吧。只要經常把鞋子拿去修，就可以穿很久。

襪子的選法

襪子要選擇**沒有裝飾的黑色或藍色商務襪**。嚴禁穿白襪、花紋襪、隱形襪（船型襪）。只要事先讓工作用的襪子全都採用相同顏色・款式，穿襪子時就不用在意左右成對的問題，所以很方便。

即可。若對手工能力沒有自信的話，就詢問店員吧。

腰帶的選法

腰帶要選擇**沒有裝飾的簡約皮革腰帶**。自己也能調整腰帶。透過用來去除訂書針的除針器，來將腰帶內側的金屬零件打開來，就能讓帶扣和腰帶分離。依照自己的腰圍，用剪刀把腰帶剪成剛好的長度，然後再將帶扣裝回去

領帶的選法

一般來說，要選擇沉穩的顏色，像是藍色系、深紅色、灰色系等。要避開帶有花俏花紋的款式，請選擇圓點花紋、細條紋、格紋的款式吧。

不擅長打領帶的人，可以選擇名為「拉鍊領帶（自動領帶）」的商品，這種領帶一開始就是打好

020

白襯衫、鞋子、腰帶、襪子的選法

白襯衫

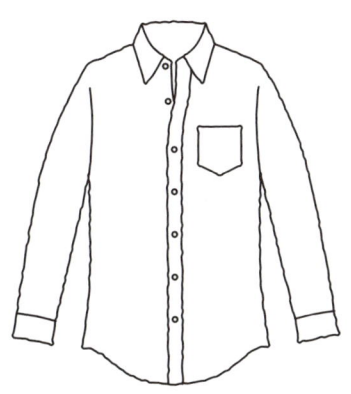

- 購買西裝時，先向店員諮詢，再下決定
- 若要打安全牌的話，就選素色的白襯衫
- 衣領要選擇標準領
- 只要選擇有「形狀記憶」功能的款式，就能省去燙衣服的工夫

鞋子

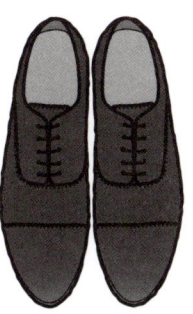

- 若感到煩惱的話，就選黑色
- 選擇沒什麼裝飾的商務皮鞋
- 至少要準備3雙
- 一開始先選擇5000日圓到1萬日圓左右的鞋子

腰帶

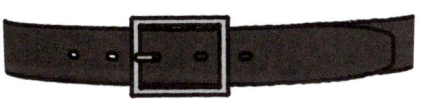

- 選擇沒有裝飾的簡約皮革腰帶
- 依照自己的腰圍，把腰帶剪成剛好的長度

襪子

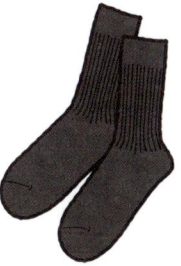

- 選擇沒有裝飾的黑色或藍色商務襪
- 只要事先全都選擇相同款式，穿襪子時就不用在意左右成對的問題

的。只要在各大知名網購平台搜尋，就能找到，西裝量販店似乎也有賣。想要緩解早上的忙碌時光的話，應該會很方便吧。

手錶的選法

可以選擇淺粉紅色之類的款式。以上內容就是關於手錶的禮節，若對手錶沒有特別講究的話，我想要推薦太陽能電波錶。這是因為，可以從「調整時間」與「更換電池」這些一不小心就容易忘記的麻煩事中獲得解放。

題。話雖如此，如果因為職業緣故而有較多機會出席「有很多外國人的正式場合」、「服裝儀容似乎會受到嚴格檢視的場合」的話，最好也要事先準備黑色皮革錶帶的手錶。

選用金屬錶帶時，最好避開金色之類的顏色，請選擇裝飾較少的銀色款式吧。

價格與品牌並沒有那麼重要，即使是便宜的手錶也無妨。倒不如說，有些場合最好不要配戴高級名牌手錶。只要選擇知名品牌的手錶，應該就不會顯得突兀吧。

以女性的情況來說，「**選擇簡約設計的指針錶**」這項基本原則與男性相同。雖然對女性來說，金色系款式未必不好，但若想打安全牌的話，還是先選銀色款式吧。若是皮革錶帶的話，就先選擇黑色、褐色、米色吧。在錶盤方面，除了白色、黑色以外，也

由於手機・智慧型手機的普及，戴手錶的人也正在減少，但在正式的場合，手錶跟領帶一樣，都被視為是必要的。在挑選手錶時，較安全的挑選方法為：

- **指針錶**
- **3指針式**〈只有表示小時・分・秒這**3根指針的款式**〉**的簡約設計**
- **錶盤為白色或黑色的款式**

在錶帶方面，常有人說正式場合要選擇黑色皮革錶帶，但在日本的一般商務場合或婚喪喜慶的場合，即使採用金屬錶帶也沒問

包包的選法

在挑選包包時，我想要推薦**容量不大的薄型款式**。在商務包當中，也有能夠應付出差需求的大容量款式，ASD或ADHD患者較容易選擇這類大容量款式。這是因為患者經常忘記東西，或是不擅長整理東西，所以漸漸想要事先把也許用得到的東西全

在挑選包包時，應選擇商務包。以安全牌來說，男性要選擇**手提公事包**，女性則要選擇**托特包**。

022

領帶、手錶、包包的選法

領帶

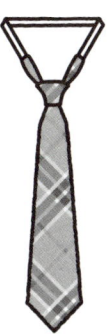

- 選擇沉穩的顏色
- 避開花俏的花紋,選擇圓點花紋、細條紋、格紋的款式
- 若不擅長打領帶的話,「拉鍊領帶」也是選項之一

手錶

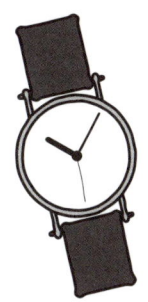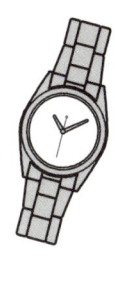

- 指針錶
- 3指針的簡約設計
- 錶盤為白色或黑色的款式
- 銀色錶帶是比較保險的選擇

包包

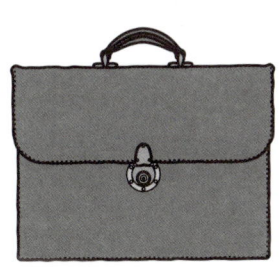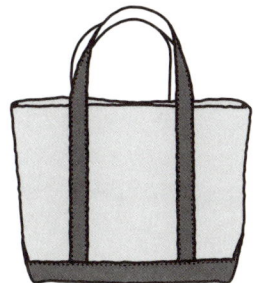

- 以安全牌來說,男性要選擇手提公事包,女性則要選擇托特包
- 選擇容量不大的薄型款式
- 選擇不用支撐也能立著的款式
- 選擇能夠流暢取放A4尺寸文件的大開口款式
- 選擇較低調的顏色

在顏色方面，較保險的選擇為黑色、深藍色、褐色這類較低調的顏色。要特別避開有花紋的款式、帶有裝飾品的款式。以工作用的包包來說，之後再裝上飾品或鑰匙圈等裝飾，也不合適。

請事先在公司和家中都常備也許用得到的東西，包包內只放移動時需要的物品吧。

挑選包包時的另外一個重點在於，**應選擇放下時不用支撐就能立起的款式**。在造訪地點，會把包包放在自己座位旁邊立起來。此時，會翻倒在地板上的款式就不理想。購買包包時，一定要事先確認，包包放下時，是否不用支撐就能立起來。

此外，還有一個重點是，選擇能夠流暢取放A4尺寸文件的大開口款式。A4是各種文件的基本尺寸。不會使文件折到或卡住，能夠輕鬆地取放A4尺寸文件，這一點是工作專用包包的必要條件。

部放進包包內。然而，把各式各樣的東西放進包包後就不管的結果是，包包內容易形成亂七八糟的狀態。

中，要事先準備3套西裝。若想要花較少的錢來解決的話，最好鎖定西裝量販店的「兩件半價」之類的特賣活動。

同樣地，鞋子也要事先準備好3雙。

把西裝外套、西裝褲、鞋子當成1組，事先決定好搭配方式。之後只要依序混合搭配即可。

不管是衣服還是鞋子，連續使用都會導致物品的耗損速度加快。透過混合搭配來輪流使用品，也能延長物品的壽命，就結果來說，也能以較少的費用來解決問題。

想要增添變化時，就準備約5條領帶來輪流使用。由於與西裝的數量不同，所以就結果來說，搭配而成的組合也會變得很豐富。

不過，即便不好容易準備了多套西裝，卻因為早上很匆忙，所以就伸手拿了身邊的東西，結果

透過男用西裝的混合搭配來決定每日穿搭。透過領帶來增添變化

即使好不容易買了西裝，但若持續都穿同一套西裝的話，會讓周遭的人留下不好的印象，衣服與鞋子變得較耐用，而且不會給人邋遢印象」的混合搭配方法的耗損速度也會變快。鞋子與領帶等配件也一樣。

因此，要試著去思考「盡量讓衣服與鞋子變得較耐用，而且不會給人邋遢印象」的混合搭配方式。

以男性西裝來說，基本上大多會穿套裝。因此，**在1個季節**

能夠讓人接受的女性商務休閒風格的基準

種類	OK	NG
上衣	針織衫、開襟衫、罩衫、襯衫、夾克、裁縫針織衫（cut and sewn）	束腰外衣（tunic）、馬球衫（Polo衫）、短外套（Bolero）、背心、長袖運動衫、連帽衫、披風式外套（poncho）、T恤、吊帶背心（若當成內衣的話，可以穿）、禮服
下身服裝	直筒褲、喇叭褲、半喇叭褲、錐形褲、九分褲	長度比七分褲短的褲子、牛仔褲、寬版褲、裙褲（culotte pants）、吊帶褲
連身裙	無袖連衣裙等過於裸露的款式、裝飾過多的款式都不行。若難以判斷的話，就避開連身裙	
鞋子等	・絲襪的顏色選擇黑色、米色。避免穿一般襪子或不穿襪子 ・鞋子要選擇淺口無帶鞋（pumps）、樂福鞋，鞋跟為3～5cm的款式 ・不要穿運動鞋、長靴	

因此，要運用市售的吊衣桿。上班時，要拿掛在最後面的西裝，回家後，把西裝掛在最前面，只要定下這樣的規則，自然就能輪流穿上不同西裝。基本上，西裝的衣褲請搭配成與購買時一樣的。雖然上下身顏色不同也不是不行，但需要思考搭配方式，這種方法較適合老手。

在鞋子方面，要準備「黑色・有鞋帶、黑色・無鞋帶、褐色・有鞋帶」等外觀全都不同的款式來搭配西裝。

舉例來說，若西裝為黑色的單排鈕款式的話，鞋子就選擇有鞋帶的黑色款式，若西裝為灰色的話，鞋子就選擇有鞋帶的褐色款式，以這樣的方式來搭配。如果沒有信心記住搭配方式的話，就

先把

① 黑色・單排釦──黑色・有鞋帶

② 黑色・雙排釦──黑色・無鞋帶

③ 灰色・單排釦──褐色・有鞋帶

這些組合寫下來，並貼在玄關，就會比較好懂。

以女性的情況來說，**首先，基本上要準備3套上衣和下裝以及鞋子來決定每日穿搭。**若對服裝搭配沒有自信的話，可以跟上述的男性情況一樣，混合搭配即可。

當想要再增添一點變化，而且稍微了解搭配方式的正確與否──在這種情況下，包含上衣和下裝的搭配在內，可以試著調整服裝的輪替順序。

此時，只要事先變更用於輪替的上衣和下裝的數量，搭配出來的組合就會自動產生變化。

舉例來說，上半身的夾克準備4件，下半身的褲子・裙子共3件。

之後，就跟男性西裝的情況一樣，使用吊衣桿來管理輪替順序，不過，此時要分別將夾克和褲子、裙子掛在不同地方。如果

> 女性在選擇每日穿搭時，可以透過上下半身的搭配來增添變化

有一點要特別注意，那就是容易一直放在夾克內的名片夾或錢包等物。如果有養成「回到家後，換衣服時把這些東西拿出來」的習慣，就沒問題，但若沒有養成那種習慣，名片夾和錢包乾脆也配合西裝，準備3組會比較好。

是用來掛衣架的桿子有兩根的雙桿型吊衣架，就會很方便。

接下來，就跟之前所說的一樣，只要取出掛在最裡面的衣服來穿上，回家後再將衣服掛在最前面。由於上衣和下裝的數量不同，所以搭配組合會自動形成錯位，產生變化。

如果對某種搭配方式產生「這種組合應該不行吧」的感覺，就把上衣或下裝重新掛到最前面，然後再拿出下一件衣服即可。

> 何謂「商務休閒風格」

當女性身處在可以接受「商務休閒風格」的職場時，由於上班穿的衣服與私下穿的便服之間的差異並不明確，所以有許多人會感到煩惱，不知道要怎麼穿才行。「這件衣服不行」，即使被人這樣提醒，也不知道自己與周遭女

第 1 章 想給人良好的第一印象注重儀容、距離感

每天早上本來時間就不充裕，而非用來評價別人的基準。終都將此基準當成自己的參考，希望大家始都列在不合格那邊。希望大家始式」與「服裝線條較微妙的款以我把「需要講求穿搭技巧的款為了讓大家容易了解基準，所該就沒有問題。來說，只要遵守 P 25 的基準，應能接受的商務休閒風格呢？一般那麼，什麼樣的衣服才是大家的服裝，和便服分開來管理。風格而購買的衣服當成上班專用該會比較好懂。把為了商務休閒視為不同風格的服裝」這樣想應休閒風格當成便服的延伸，而要首先，作為前提，「不要把商務性之間的差異。

時，卻必須完成有好幾道步驟的化妝。由於「妝要化到什麼程度才行」的答案並不明確，所以有許多人不擅長化妝，並形成「不化妝」或是「化妝化過頭」其中一種狀況。

因此，最好要決定化妝步驟與化妝時間。只要有 10 分鐘的話，就能畫出最基本的妝。

要準備的東西為，「底妝→上粉底→畫眼影→塗唇膏」每個步驟所需的化妝品，以及能照出整張臉的鏡子。

如果已經曾做過各種嘗試，手邊有許多化妝品的話，就把每個步驟的化妝品種類縮減為 1 種吧。

化妝品品牌的官網上有記載化妝方法，也有透過影片來介紹的網站。最近，影音平台上也有許多關於「快速化妝法」的影片，可以當作參考。

不清楚應該化什麼樣的妝

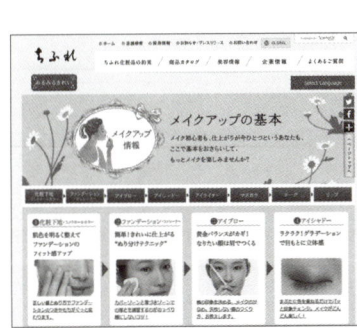

在 CHIFURE 的官網上，有記載關於護膚和化妝的資訊。在關於化妝的資訊中，由於有說明化妝品的作用與化妝步驟，所以對初學者來說也很好懂。

在資生堂的網路服務「watashi+」這個網站中，有解說化妝與美容的基本知識與基本步驟。關於「護膚」、「化妝」等資訊，則會透過 1～2 分鐘的影片來介紹資生堂所推薦的技巧。

被說不注重儀容

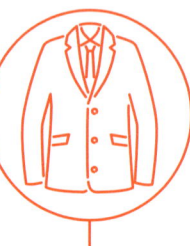

對策

- 事先決定要定期檢查的事項
- 事先決定理髮、送洗衣服等事項的期間

實例｜在沒有明確理由的情況下，即使被說服裝很邋遢也不知如何改進

明明有好好地穿上西裝，白襯衫也都有洗，但每次都被說「想辦法改進服裝儀容吧」。即使詢問對方「哪裡不行呢」，但「總覺得氣氛很…」、「總覺得整體有點邋遢」這種回答讓人掌握不到要點。氣氛之類的是要怎麼改進啊，覺得再怎麼努力也沒用。

原因｜一些小細節沒有做好，就會破壞整體的印象

有ASD傾向的人，幾乎不會去注意服裝儀容，關於流行服飾，只對某種風格有興趣，導致穿搭方法顯得突兀。

另外，由於有ADHD傾向的人，不擅長管理時間，所以抽不出時間去注意服裝儀容，而且會出現「到了當天才發現忘了髮膠」、「發現沒有燙好的襯衫」這類情況。

許多不擅長整理服裝儀容的人，**原本就不知道該檢查什麼才對**。只要藉由事先了解檢查重點，並定期進行檢查，應該就能大幅改善別人對自己的印象。

解決方法｜事先決定要定期檢查的事項

服裝儀容的檢查週期會因重點而異。

在這裡，我要把「每天要檢查的重點」和「以較長的週期來檢

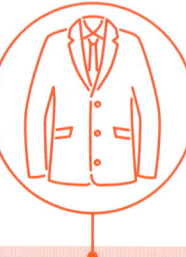

028

「查的重點」分開說明。

每天的服裝儀容檢查重點

關於每天的服裝儀容，希望大家透過下頁的重點來檢查。

事先決定理髮、送洗衣服等事項的期間

關於理髮、送洗衣服等以較長的週期來進行的服裝儀容事項，**要事先決定期間**，像是每個月1次、1年2次等。也可以事先把「要去理髮的日期」、「要送洗衣服的日期」記錄在工作用的筆記本中。由於下圖中記載了關於服裝儀容保養的基準，所以希望大家能當作參考。

週期較長的服裝儀容檢查重點

西裝

依照換季時間，每4個月送洗1次衣服

白襯衫

至少要準備5件，穿1次後就洗
（配合換季的時機來丟掉舊衣服，並買新的來替換）

頭髮

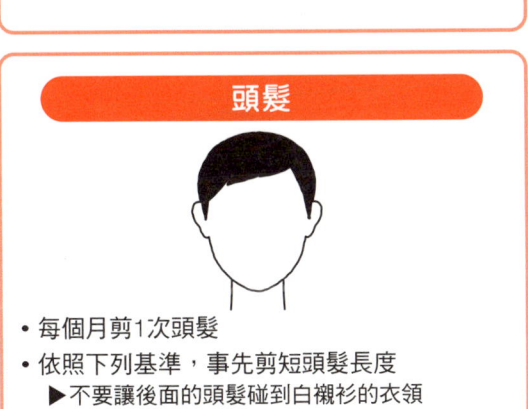

- 每個月剪1次頭髮
- 依照下列基準，事先剪短頭髮長度
  ▶ 不要讓後面的頭髮碰到白襯衫的衣領
  ▶ 不要讓瀏海蓋住眉毛。

鞋子

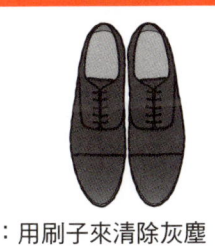

- 每天1次：用刷子來清除灰塵
- 每個月1次：用刷子來清除灰塵後，塗上鞋油

男性的每日服裝儀容檢查重點

【早上的檢查】

檢查部位	對策
頭髮	・若容易忽略亂翹的頭髮，就在早上洗頭髮，並用吹風機吹乾 ・髮型產品應選擇無香料・只有輕微香氣的產品 ・用梳子把頭髮梳齊 ・檢查頭髮上是否有頭皮屑
刷牙	・檢查牙齒上是否有附著東西 ・也要搭配使用潔齒液（dental rinse）
眼睛	洗臉時要確認是否有眼睛分泌物
眼鏡	確認眼鏡上是否有灰塵、髒污、起霧等情況
鼻毛・耳毛	透過自己的眼睛很容易看漏鼻毛、耳毛。從正面看時，只要毛有稍微跑出來，就應視為NG。使用兩面鏡子的話，會比較容易發現
頭皮屑	如果是容易產生頭皮屑的體質，大約2～3小時就要檢查一次
內衣	要穿洗過的內衣，並每天更換
鬍子	・每天早上要刮鬍子。脖子和下巴下方等處容易忘記，所以要多留意 ・眉毛容易相連的人，也要檢查眉間 ・若鬍子較稀疏的話，也可以在前一晚洗澡時刮鬍子
西裝外套	・確認是否有灰塵、皺褶、髒污 ・檢查肩膀和背部是否有沾上頭皮屑 ・檢查衣領是否有歪掉 ・檢查鈕扣是否有脫落，或是快要脫落 ・以男性的情況來說，要事先把最下方的正面鈕扣解開 ・腰部的口袋內，什麼都不要放。讓口袋的蓋子（袋蓋）露出來也無妨，但要左右一致 ・事先把名片夾放進左側的內袋中
白襯衫	・避免穿上有臭味的衣服。若聞不出來的話，應事先噴灑除臭劑 ・若要解開鈕扣，只能解到第一個鈕扣為止。接待客人時，連最上方的鈕扣也要扣上 ・當衣領、袖口出現髒污，即使清洗也去除不掉時，應將衣服丟棄 ・除了要捲起袖子時以外，袖子的鈕扣要扣好 ・檢查白襯衫的下襬是否有露出來，尤其是側面・後面

西裝褲	・西裝褲的前口袋內，什麼都不要放 ・選擇確實帶有摺痕的西裝褲 ・檢查拉鍊是否有關上
鞋子	・檢查髒汙、有無光澤、鞋帶有無綁好 ・出門前，先用刷子去除灰塵
手	・若指甲的白色部分達到1mm以上的話，就要剪指甲 ・除了結婚戒指以外，要將飾品類取下 ・檢查手部是否有髒汙
襪子	每天都要換上洗過的襪子。有破洞的襪子應丟棄

【中午的檢查】

檢查部位	對策
頭髮	・照鏡子，檢查頭髮上是否有頭皮屑 ・若頭髮有點亂的話，就用梳子梳整齊
牙齒	檢查牙齒上是否有附著東西
眼睛	洗臉時要確認是否有眼睛分泌物
眼鏡	確認眼鏡上是否有灰塵、髒汙、起霧等情況
鼻子	檢查鼻毛是否有露出來，鼻孔內是否能看到鼻屎等
西裝外套	・確認是否有灰塵、皺褶、髒汙 ・檢查肩膀和背部是否有沾上頭皮屑 ・檢查衣領是否有歪掉 ・檢查「除了最下方的鈕扣以外，前方的鈕扣是否有扣好」
白襯衫	・除了要捲起袖子時以外，袖子的鈕扣要扣好 ・檢查白襯衫的下襬是否有露出來，尤其是側面・後面
西裝褲	檢查拉鍊是否有關上
鞋子	檢查髒汙、有無光澤、鞋帶有無綁好
手	檢查手部是否有髒汙

女性的每日服裝儀容檢查重點

【早上的檢查】

檢查部位	對策
頭髮	• 若容易忽略亂翹的頭髮的話，就在早上洗頭髮，並用吹風機吹乾 • 髮型產品應選擇無香料・只有輕微香氣的產品 • 用梳子把頭髮梳齊 • 檢查頭髮上是否有頭皮屑 • 若頭髮長到會蓋住肩膀的話，就要採用盤髮造型 • 髮夾、髮圈等應選擇黑色・褐色・深藍色的產品
刷牙	• 檢查牙齒上是否有附著東西 • 也要搭配使用潔齒液（dental rinse）
眼睛	洗臉時要確認是否有眼睛分泌物
眼鏡	確認眼鏡上是否有灰塵、髒污、起霧等情況
多餘的體毛	• 在臉部等外露部分中，要檢查較顯眼的部分 • 要特別留意鼻毛等
頭皮屑	如果是容易產生頭皮屑的體質的話，大約2～3小時就要檢查一次
內衣	要穿洗過的內衣，並每天更換
西裝外套	• 確認是否有灰塵、皺褶、髒污 • 檢查肩膀和背部是否有沾上頭皮屑 • 檢查衣領是否有歪掉 • 檢查鈕扣是否有脫落，或是快要脫落 • 前方的鈕扣全都要扣上 • 腰部的口袋內，什麼都不要放。讓口袋的蓋子（袋蓋）露出來也無妨，但要左右一致
襯衫	• 避免穿上有臭味的衣服。若聞不出來的話，應事先噴灑除臭劑 • 若要解開鈕扣的話，只能解到第一個鈕扣為止。接待客人時，連最上方的鈕扣也要扣上 • 當衣領、袖口出現髒污，即使清洗也去除不掉時，應將衣服丟棄 • 除了要捲起袖子時以外，袖子的鈕扣要扣好 • 檢查白襯衫的下襬是否有露出來，尤其是側面・後面

褲子 裙子	• 口袋內不要放會讓口袋鼓起而變得顯眼的物品 • 檢查皺褶、灰塵等 • 把拉鍊關上 • 若是有摺痕的款式的話，要事先確實地用熨斗來燙出摺痕
鞋子	• 檢查髒汙、有無光澤、鞋帶有無綁好 • 出門前，先用刷子去除灰塵
手	• 若指甲的白色部分達到1mm以上的話，就要剪指甲 • 除了結婚戒指以外，要將飾品類取下 • 檢查手部是否有髒汙
絲襪	要選擇黑色・米色款式。檢查是否有破洞或脫線

【中午的檢查】

檢查部位	對策
頭髮	• 照鏡子，檢查頭髮上是否有頭皮屑 • 若頭髮有點亂的話，就用梳子梳整齊
牙齒	檢查牙齒上是否有附著東西
眼睛	洗臉時要確認是否有眼睛分泌物
眼鏡	確認眼鏡上是否有灰塵、髒汙、起霧等情況
鼻子	檢查鼻毛是否有露出來，鼻孔內是否能看到鼻屎等
西裝外套	• 確認是否有灰塵、皺褶、髒汙 • 檢查肩膀和背部是否有沾上頭皮屑 • 檢查衣領是否有歪掉 • 前方的鈕扣全都要扣好
白襯衫	• 除了要捲起袖子時以外，袖子的鈕扣要扣好 • 檢查白襯衫的下襬是否有露出來，尤其是側面・後面
褲子	檢查拉鍊是否有關上
鞋子	檢查髒汙、有無光澤、鞋帶有無綁好
手	檢查手部是否有髒汙

明明沒有那個意思，卻被說「態度很冷淡」

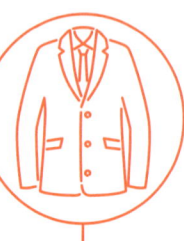

對策

○ 在鏡子前練習露出笑容。
○ 露出表情時，要以重點為主。

實例 不擅長露出笑容

我被前輩帶到各家給予過幫助的企業打招呼。造訪時，依照培訓中所教的那樣，順利地完成了打招呼、交換名片等事項，正要放下心來時，在回程路上，卻被前輩這樣提醒：「我說你啊，在面對很關照我們的客戶時，那種態度不對吧。」

即使突然被他這樣講，我也完全摸不著頭緒。

「什麼意思？」我如此詢問後，對方回答：「你一直繃著臉，完全不露出任何笑容，就算對方跟你搭話，你也只會回答『是』或『不是』。要多用點心啊。」

從以前就常被說態度很冷淡，在面對不好笑的事物時，笑不出來，也不知道該和初次見面的人說些什麼才好。即使如此，為了至少不要失禮，所以竭盡全力地努力了。我的態度看起來真的那麼差嗎？

原因 不擅長露出表情與表達情感

之所以會被說「態度很冷淡」，我可以想到許多理由。以有ASD傾向的人來說，我認為主要理由是**表情**和**語氣**。具體來說，無法露出笑容，言行舉止簡短冷淡，或是語氣會變得像是在追問。有的人不會假笑，有的人即使真的覺得很有趣，也無法順利露出笑容。也有人不能理解假笑的意義。

034

第1章 想給人良好的第一印象注重儀容、距離感

據說，笑容具有「讓對方放心，緩和心情」的效果。在日本的商務場合中，人們之所以經常陪笑，大概是想要達到那種效果吧。

不過，當大家都那樣做時，笑容就會成為一種義務化的禮儀。在談生意時，笑容一旦成為基本禮儀，平常的表情就會被視為在繃著臉，並給人負面的印象。雖然露出笑容是理所當然的事，但若沒有笑容，就會被扣分。我們可以說，目前日本社會中的「營業用笑容」，已成為一種具備問候功能的禮節。

在ADHD患者中，也有許多態度比較好的人。不過，因為工作而變得很緊張、忙碌而使內心失去從容的話，就會「忘記」要陪笑。有時也會出現，**因面無表情而讓對方留下可怕印象**的情況。

一般來說，「陪笑・營業用笑

Column 在接受發展障礙的診斷時

在日本，因為有發展障礙，不管是要取得身心障礙手冊，還是要運用其他的政府福利措施，首先大多必須接受醫師的診斷。

雖然發展障礙的診斷要由精神科來進行，但並非哪裡的精神科都能接受發展障礙的診斷。目前，能夠診斷的，只有一部分的精神科。發展障礙的診斷非常困難，需要由專業醫師來慎重地判斷。而且，關於直到最近才被民眾認識的發展障礙，目前的情況為，能做出診斷的專業醫師的數量仍然不充足。能夠診斷成人發展障礙的醫院，數量更是有限。

想要找附近能夠診斷的醫院時，試著到發展障礙者支援中心詢問吧。只要表示「想要接受診斷」，對方應該就會提供附近能夠診斷的醫院的相關資訊吧。

接受診斷時，除了要做智力測驗以外，醫師還會透過各種觀點，詢問關於「小時候的事情」。如果孕婦手冊或小學時代的聯絡簿等物品有留下來的話，最好事先準備好。由於醫師有時會想要詢問關於家人的事，所以如果可以，請事先取得家人的協助吧。

藉由接受診斷，找到專業的主治醫師，最大的好處在於，能夠找到理解自己的人。當自己理解到「這並非自己不夠努力或個性的問題」，且能將障礙當成障礙來接受後，就能夠接受醫師的建議。

雖然未必能拿到藥物，但假設條件符合，醫師有時會開立對ADHD等症狀有效的藥物。據說，若契合度很好的話，「專思達（Concerta）」與「思銳（Strattera）」這類ADHD治療藥物會對ADHD的粗心大意、衝動性、過動等症狀很有效。

不過，由於也會出現體質不適合服藥的情況，所以務必要依照醫師的指示來服用藥物。

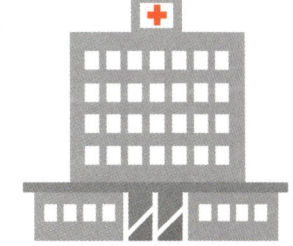

順利地露出笑容的3個訣竅

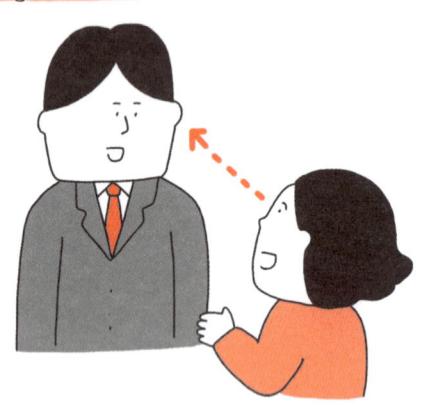

露出笑容時的重點

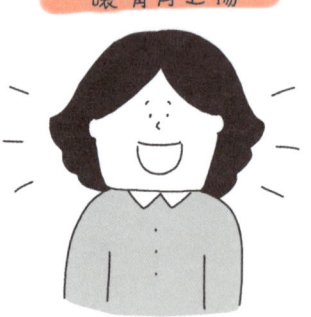

看著鏡子來練習

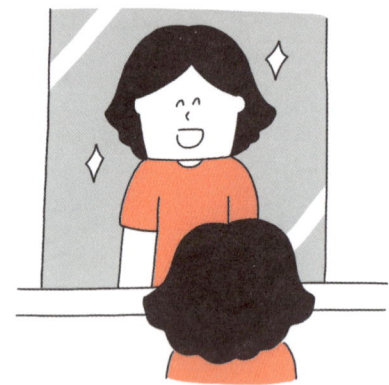

看著對方的額頭附近

讓嘴角上揚

容」這種文化,可以說是一種與「發展障礙」,尤其是有ADHD傾向的人」合不來的文化。

✏️ **解決方法**

若不擅長露出笑容的話,就試著透過鏡子來練習

原以為陪笑的問題,對於「只要有必要就辦得到」這種類型的人來說沒有問題,但卻未必是那樣。

此時,有ASD或ADHD傾向的人,會受到**「不擅長同時處理多項工作」**這項特性的影響。

「必須笑才行」為了盡全力地露出表情,所以無法做到最重要的對話,或是沒有理解對方所說的話。

此時,對於「不擅長露出笑容的人」、「很難一邊對話一邊保持笑容的人」所各自面對的問題,請試著分別思考不同對策吧。

第1章 想給人良好的第一印象注重儀容、距離感

一邊照鏡子，一邊練習

不擅長露出笑容的人，基本上**要試著一邊照鏡子，一邊練習**。

訣竅在於「看著對方的額頭附近」、「讓嘴角上揚」這2點。漫畫或對口相聲都行，要事先儲存能讓人發笑的記憶，並讓自己能回想起那些記憶。

只要回想起來，就會笑出來。若能這樣轉換的話，那就是最簡單的方法。

雖然有的人會對「無法順利露出笑容」感到煩惱，但首先只要能夠做出「讓嘴角稍微上揚」這種程度的表情，就合格了。

如同微笑符號那樣，人們會自動將「兩側嘴角上揚的線條」理解為「笑容」。有的人明明並非總是在笑，但卻會讓人留下很溫和的印象。這是因為嘴角微微上揚的緣故。

或臉上有笑紋，會讓人產生「帶笑的五官就是擁有這些特徵」的聯想，而留下印象。首先，從試著留意嘴角做起吧。

與問候語時，要再次露出笑容。光是最後以笑容來作結，讓對方留下的印象就會相當不同。

假如想再更進一步，可以在聊到一半，對方說了什麼好笑的話時笑著回應。不過要是覺得這也很困難的話（說到底，有時也會不太能夠理解對方的笑話吧），也不用勉強去注意這一點。

只要多留意一開始與最後的部分，就不會變得無法專注在重要的話題上。在練習說問候語時，**最好也要同時去思考露出笑容的流程**。

> 很難維持笑容或是做出條件反射行為時，應以重點為主

有的人雖然能夠露出笑容，但卻無法「一邊對話，一邊露出微笑」、「持續保持笑容」。那類人應以重點為主。若要說哪裡才是重點，我認為是**一開始與最後**。

如果可以的話，從一開始打招呼到交換名片為止，都要多留意，保持笑容。一旦開始聊工作的事情後，就可以不用考慮表情的事，但也不能反過來勉強抑制笑容。此時，請專注在工作的話題上吧。

當事情聊完，最後說出「謝謝」

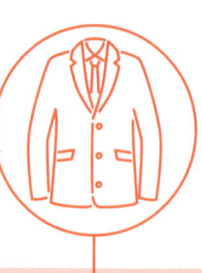

搞不懂適當的距離感

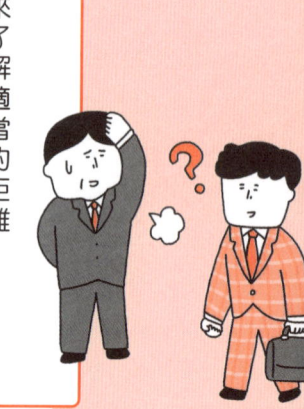

對策
- 事先依照與對方之間的關係與情況來了解適當的距離
- 自由挑選座位時，盡量避開不認識的人附近

事例　光是坐在隔壁座位，就會被投以異樣眼光

午休時間的員工餐廳，雖然大都有空位，但因為不喜歡煩惱「要坐哪裡才好」，所以會決定好自己喜歡的位置。

不過，今天的運氣不好，平常坐的位置已經有人坐了。還是不認識的人，大概是其他部門的人吧。

我無可奈何地在該座位的旁邊坐下後，對方嚇了一跳，並用警戒的語氣說：「喂，你有什麼事嗎？」

居然問我「有什麼事」，座位不是自由選擇的嗎？因為你坐在我平常坐的位置，所以我只是無可奈何地坐在旁邊的座位罷了……

原因　「個人空間」的觀點

有ASD症狀的人，對於**這種個人空間的相關感覺，大多會比較特別**。有的人過於敏感，每當有人通過身旁時，就會很緊張，當有人在旁邊的座位坐下時，身體就會縮成一團。有的人雖然對「其他人靠近自己」很敏感，但自己會有一種「超出界限就會感到不快」的距離。以那個人為中心，該距離作為半徑而形成的圓形區域，一般會稱作「個人空間」。之所以會對不認識的對象、不熟悉的對象感到警戒，應該是出自動物的本能吧。

依照與對方之間的關係，人類

038

第1章 想給人良好的第一印象注重儀容、距離感

靠近其他人時，卻不會在意。由於無論哪種類型，都很難透過除了自己的感覺以外的方式來掌握距離感，所以即使被人提醒，也很難注意到所謂的「適當的距離感」。

另外，這也和ADHD・ASD兩者都容易出現的「**空間認知能力不佳**」這種症狀有關聯。當這種症狀很嚴重時，舉例來說，在做投接球練習時，會無法把球投到剛好的位置。

對於會追求明確規則的ASD類型的人來說，也許也無法同意「在擁擠的店內或客滿的電車上的話沒關係，但空蕩蕩時就無法容許的距離」這種肢體接觸。

然而實際上，明明空間充足卻仍不小心進入對方的個人空間，就會引發不必要的誤解。與人搭話時，若對方突然把距離拉開，或是稍微把頭部往後仰，則可以

- 對話時
- 向人搭話時

接下來是情況，透過以下3種分類來思考吧。

- 家人、親密的朋友、情侶等
- 熟人、同事、生意對象等
- 自己不認識對方、雖然認識，但關係不好的人（也包含「對方是名人等，自己只能以粉絲的身分來和對方交談的情況」等）

首先，概略地把「與對方之間的關係」分類如下吧。

解決方法
事先依照與對方之間的關係與情況來了解適當的距離吧

視為自己已經闖進對方的個人空間內。

- 不必對話時

我認為可以透過這些分類來將各種適當的個人空間整理成如下表。實際上，由於依照房間的寬敞程度與擁擠程度，情況會有所改變，所以此表格終究是大致上

個人空間的大致基準

	家人、親密的朋友、情侶等	熟人、同事、生意對象等	不認識的人、關係不好的人
搭話時	2～3m以上	2～3m以上	2～3m以上
交談時 站著閒聊時	50cm～1m 伸出手就能輕鬆碰到的距離	1～2m 即使伸出手也剛好碰不到的距離	大約2m
沒有交談時	大約1m	大約2～4m	4m以上

的基準。當人群擁擠而無法保持距離時,要分別地與附近的人保持均等的距離。

要開始和某個人交談時,應注意這種距離,並思考步驟。舉例來說,想要向熟人搭話時,首先應在距離2~3m的距離,呼喊對方的名字:「○○先生(小姐)。」確認對方有認出自己後,再靠近到距離1~2m的位置,開始交談。

要注意的事項為,**不要為了總是想要保持這種距離而形成不合理的姿勢**。舉例來說,在談生意時,有時必須伸長脖子看向同一台電腦的畫面,依照情況,有時必須靠近對方才行。在這種必要的情況下,若勉強拉開距離,反而會顯得很失禮。遇到這種情況時,可以靠近到必要的距離。另外,即使關係不好,但既然是工作的話,就必須以「熟人、同

事、生意對象」的距離來打交道。

非談話時的自由挑選座位,就如前面舉例的自由挑選座位,或是同一間辦公室的同事擦身而過時,就很適用。

可以自由挑選座位時,盡量避開不認識的人附近

當空間內非常擁擠,而且也沒有其他空位時,即使坐在別人旁邊,也不會被投以異樣眼光。不過,明明其他地方還有很多空位,但卻刻意坐在靠近別人的座位的話,就會被人抱持不必要的警戒。**有空位時,請盡量選擇周圍沒有人的座位吧**。

兩個人在挑選座位時,基本上,為了填滿座位,所以會坐相鄰的座位。兩個人要在咖啡廳內談話時,會坐在能夠面對面交談的座位。若是吧檯式座位的話,

舉例來說,當其他多位同事站在職場角落交談,而且通道很狹小時,若有其他通道的話,即使要繞道,也要選擇別條通道。盡量不要勉強通過已經變得狹窄的通道。這種情況也可能被視為,不小心「闖入他人的個人空間」,使對方感到不愉快。

若沒有其他通道,請先在距離對方約2m的位置,向對方搭話「不好意思,借過一下」讓對方得知有人靠近。當對方轉向自己時,就稍微點頭致意,請對方讓自己通過。對方讓出通道後,只要一邊簡單地道謝,一邊通過即可。

有人站在狹小的通道上時,盡量選擇其他通道

只要坐在相鄰座位上交談即可。

第1章 想給人良好的第一印象注重儀容、距離感

為了不侵犯他人的個人空間，要注意的事項

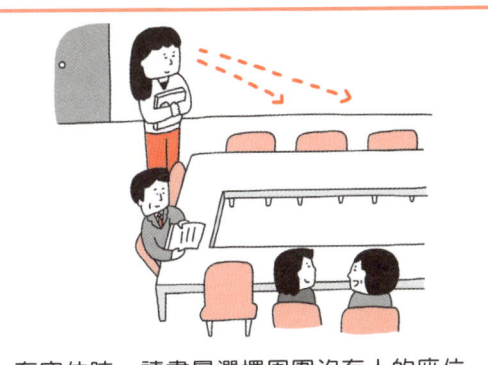

有空位時，請盡量選擇周圍沒有人的座位

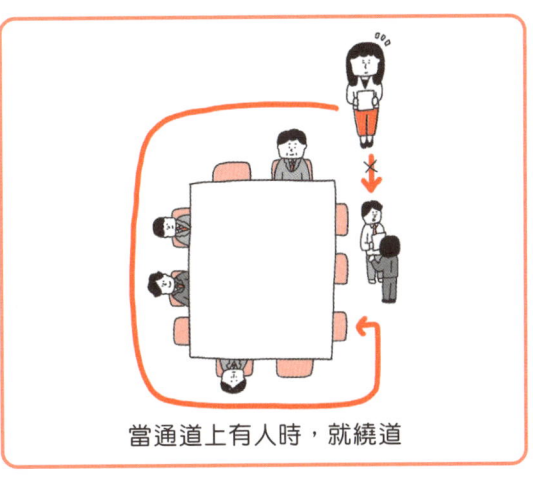

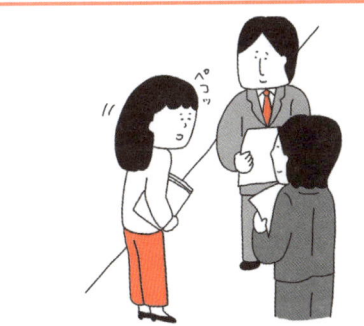

當通道上有人時，就繞道

無法繞道時，請向對方搭話，點頭致意後，請對方讓自己通過

當自己停在通道上時，要盡量靠向邊緣

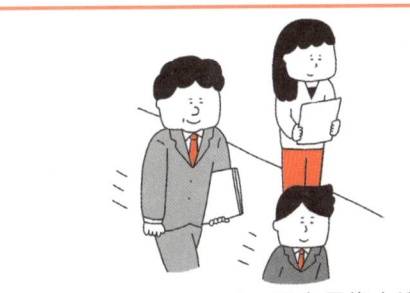

> **當自己停在通道上時，要盡量靠向邊緣，讓其他人能夠通過**

另一點需要留意的是，對方也會擔心是否侵犯到自己的個人空間。站在其他人也會通過的場所時，即便已經空出足夠讓自己通行的空間，但對方仍會希望避免從可能會碰到身體的狹窄空隙中穿過。不得已要停留在通道上時，要盡量靠向邊緣，確保有足夠空間讓其他人能夠輕鬆通過。若道路原本就很狹窄，則不要緊貼在牆壁上，而是要暫時移動到其他地方，讓對方通過。

另外，當有人向自己搭話，或是做出想要通過的舉止時，在這種情況下，最好先移動到其他地方，等對方通過後，再回到原本的位置。

041

Column

申請身心障礙手冊時

　　身心障礙手冊可分成身體障礙、智能障礙、精神障礙這3種，分別由不同的制度所組成。發展障礙者要取得身心障礙手冊時，現階段在日本會取得的是「精神障礙者保健福利手冊」。

　　精神障礙者保健福利手冊還會再分成1～3級這3種等級。1級最為嚴重。其判定基準如下所示。

1級	有精神障礙，程度會嚴重到，使其無法完成日常生活中的事情。
2級	有精神障礙，症狀的程度為，日常生活會受到明顯的限制，或是必須對日常生活施加明顯的限制。
3級	有精神障礙，症狀的程度為，日常生活或社會生活會受到限制，或是必須對日常生活或社會生活施加限制。

　　3級的基準中所記載的「社會生活」指的是，工作或學生生活。身心障礙手冊是用來認定「因本身罹患障礙，所以在工作或學生生活中會處於受限狀態」這一點的工具。當然，在詳細的判定基準中，也會刊載「具體上會出現什麼樣的症狀」，不過最重要的一點在於，日常生活或社會生活是否會因此而出現困難。

　　一旦決定要取得身心障礙手冊後，就要準備申請時所需的醫師診斷書。在這種情況下，最好的方法為，到幫自己診斷出發展障礙的醫院諮詢。

　　手冊的申請手續要到自己所居住的市區町村的障礙福利課，或是保健福利中心內負責處理障礙事項的窗口（健康促進科等。依照不同的地方政府，名稱會有所不同）辦理。申請用的文件也能在這裡取得。

　　「精神障礙者保健福利手冊」與「身體障礙手冊」不同，每2年就要辦理更新手續。由於即使到了要更新的時期，也不會有人特意聯絡自己，所以必須要多留意。一旦疏於辦理手續的話，手冊就會失效，所以請多留意吧。

　　雖然容易遭受誤解，但身心障礙手冊只不過是用來接受政府福利措施的許可證，並非用來「判定誰是障礙者、給障礙者貼上標籤」的工具。取得手冊並非義務，當然，「障礙」也不會因為手冊而產生或消失。若有必要的話，只要取得即可，若覺得沒有必要的話，也能歸還手冊。

※此部分規則僅適用於日本，其他地區請參照當地法規，亦有不適用身心障礙規範的情況，請留意。

第 2 章

設法改善「不擅長聽取指示」這一點

培養傾聽能力

在工作中，聽取指示的能力指的不單是「對方所指示的內容」，還包含了「親自蒐集工作所需資訊的能力」。依照這件事做得好不好，工作成果與評價會有很大差異。

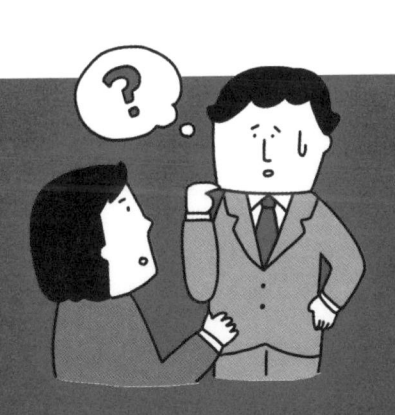

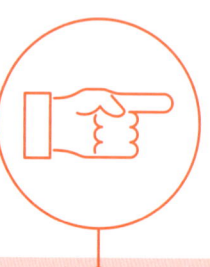

因聽取指示時的態度而被提醒

對策
- 首先，先了解禮節吧
- 請上司透過文件來下達指示
- 活用錄音機

實例　明明打算認真聽，卻被說「態度差」

我被上司叫去聽取工作的指示，點頭致意後，打算離去時，卻被人從後方用嚴厲的聲音叫住。

「我說你呀，平常就覺得你的態度有問題，不能想辦法改善嗎？」

「我做了什麼失禮的事情嗎？」

「聽完指示後，連一句『我知道了』都沒說，就打算回去。說起來，你總是沒帶筆記本對吧？」

「就算不做筆記，我也記得住。」

「照你的情況來說，錯誤卻似乎有點多。」

「錯誤和記憶力是兩回事。」

「就是這種態度喔……」

即使被說「這種態度」，也不知道自己的態度有什麼問題。只要好好聽取指示的內容，並依照指示來工作的話，不就夠了嗎？

原因　不知道溝通上的禮節

和聽取工作指示一樣，在經常發生的情境中，如同上述聽取工作指示那樣，人們自然會對彼此的互動制定出一套「慣例」、「慣例」。一旦產生，人們就會不自覺地期望按照那種慣例來溝通。一旦對慣例有共識的團體規模變大，那種慣例就會成為社會中的常識，變成一種禮節。問候語等應該可以說是最具代表性的例子吧。

雖然有程度上的差異，但ASD患者都**不擅長察覺沒有明文記載的規定**。因此雖然能遵守

第2章 設法改善「不擅長聽取指示」這一點

有明文記載的規定，但無法遵守不成文規定，而且大多連那種規定的存在都不知道。由於ASD患者重視邏輯，所以**很難理解**「雖然不成文規定並非正式規定，但還是要遵守比較好」這種**含糊不清的潛規則**。

以ADHD患者的情況來說，當對方還在說話時，會插嘴發問，一旦覺得「我已經知道了」，就會依照自己的成見，而非對方的指示來工作。這種情況會導致問題產生。由於這是ADHD的衝動性所造成的，一旦產生疑問，覺得「我明白了，我做得到」後，**就不會在自己內心中查證，而是會付諸行動**。結果，不僅會讓態度顯得很差，也會變得容易發生失誤。

總之先記住聽取指示時的禮節吧。也有許多人屬於「只要掌握流程，其實就能輕鬆接收指示，也更容易被對方接受」的類型。具體的步驟如下頁所示。

在做筆記時，要一邊用自己的手來支撐筆記本，一邊寫字。由於「靠在對方的桌子上做筆記」這種行為會讓人覺得很失禮，所以最好要避免。

> 解決方法
> 首先，先了解禮節吧

> 聽取指示時最適合的記事本和筆

Column

申請身心障礙年金時

光是取得身心障礙手冊是無法領取年金的，想要領取年金的話，還必須和手冊分開另外申請。

申請地點為附近的年金事務所的申辦窗口。必要文件也能在此處取得。

依照「接受診斷時所加入的年金」，在這裡能夠申請的年金的種類會有所差異。接受診斷時，若已有加入「國民年金」的話，可以申請「障礙基礎年金」，若有加入「厚生年金」的話，可以申請的年金為「障礙基礎年金＋障礙厚生年金」。也就是說，依照診斷時所加入的年金，金額會有所不同。

申請年金時，因為初診日期很重要，所以最好事先向醫師諮詢。在醫院內，接受診療的記錄的義務保管期為5年，若要追溯到更久之前，記錄可能無法取得，所以必須多留意。

雖然也能親自辦理申請手續，但由於該手續相當複雜，因此也有很多人會委託社勞士代為辦理手續。

關於社勞士的資訊，可以試著向發展障礙者支援中心諮詢。

045

聽取指示時的基本流程

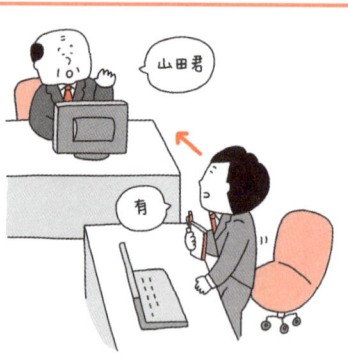

1 被叫到名字的話，回答「有」之後，要一邊看著對方的臉，一邊起身。此時，別忘了拿筆記本和筆。

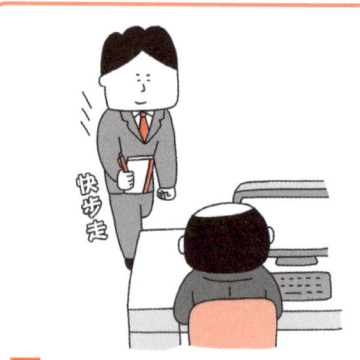

2 不要奔跑，而是以快步走的速度走到叫你過來的對方面前。

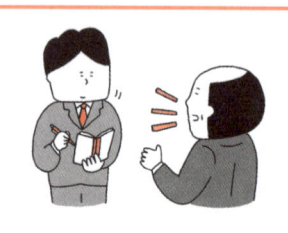

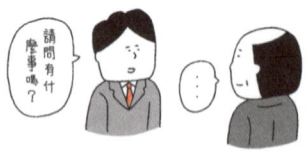

3 若對方立刻開始說工作內容，就立刻打開筆記本，聽對方說。若稍微有空檔再主動搭話：「請問有什麼事嗎？」

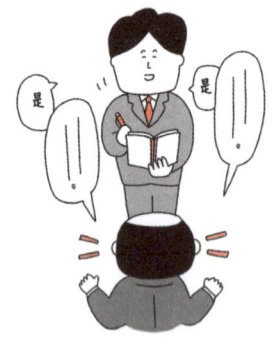

4 首先，把對方的要求全部聽完。在這期間基本上不要插話，也不要提問。視線要放在對方的眼睛或嘴邊，並在對方換氣的時候點頭回應。回應的方式只要輕輕點頭或說聲「好」就可以了。

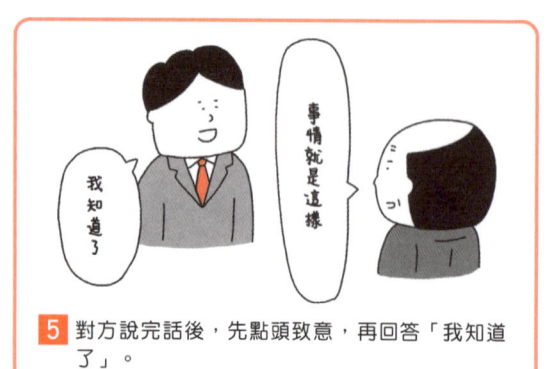

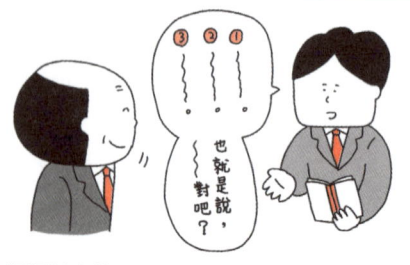

5 對方說完話後，先點頭致意，再回答「我知道了」。

6 複誦對方的指示內容。若能掌握重點，進行複誦，是最理想的，但若覺得很困難的話，就照樣說一遍指示內容，進行確認。

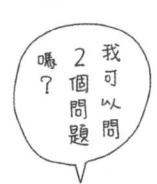

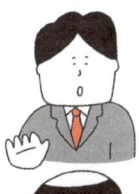

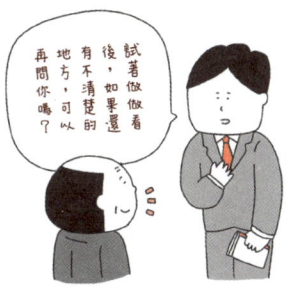

第2章　設法改善「不擅長聽取指示」這一點

7 再次複誦、確認後若還有疑問，請先告知「請問可以發問嗎」再提問。如果可以的話，最好事先告知問題的數量，像是「我可以問2個問題嗎」。

（對話框）我可以問2個問題嗎？

8 雖然想不到有什麼問題要問，但卻有點沒自信時，可以事先說「試著做做看後，如果還有不清楚的地方，可以再請教你嗎」。

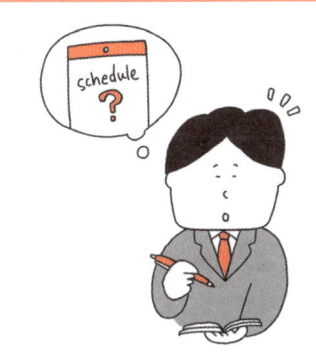

（對話框）試著做做看後，如果還有不清楚的地方，可以再問你嗎？

9 在此時間點，若還沒有被指定期限的話，請事先詢問「可以問一下期限是什麼時候嗎」。

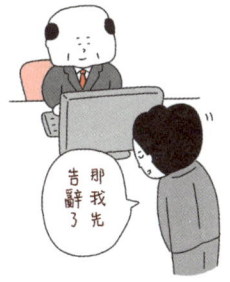

10 若對方似乎沒有要補充說明的話，就告知「那我先告辭了」，然後行個禮再離去。

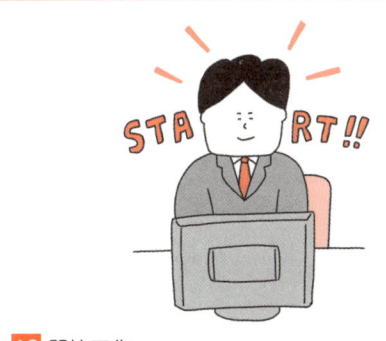

（對話框）那我先告辭了

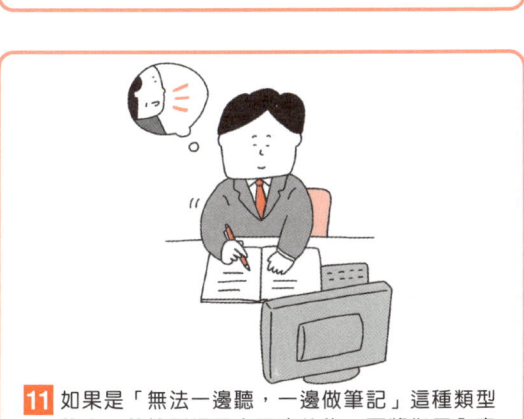

11 如果是「無法一邊聽，一邊做筆記」這種類型的人，就等到返回自己座位後，再將指示內容彙整在筆記本中。

12 開始工作。

— memo —
假設有疑問，就先記錄下來，等到最後再問。若不擅長一邊聽一邊寫字的話，雖然不必勉強做筆記，但還是先把筆拿在手上吧，若做筆記的速度趕不上對方說話速度，可以只先把日期和時間、數量等有數字的部分寫下來。

聽取指示時適合使用的記事本和筆

筆記本

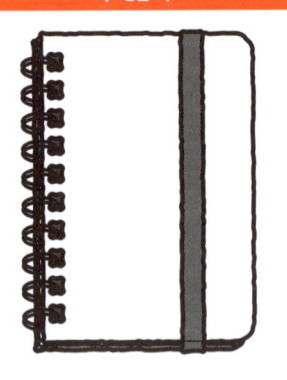

- 可以單手拿的尺寸
- 若封底材質為厚紙板，會比較方便書寫

原子筆

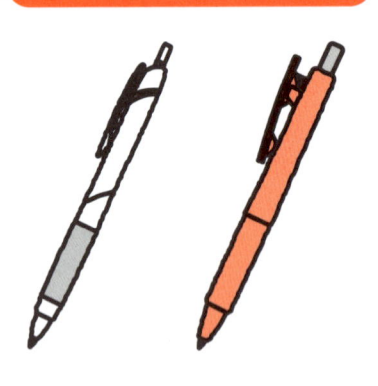

- 只要使用墨水為低黏度的原子筆或加壓原子筆，在不穩定的狀態下，也很好寫
- 雖然擦擦筆很方便，但請不要用於正式的文件

因此，聽取指示時專用的筆記本最好為，**可以單手拿的尺寸**。另外，若封底的材質為硬紙板的話，會比較方便書寫。

雖然以筆記本來說，Maruman 的 Mnemosyne 系列等價格有點高，但封底很硬，拿著做筆記時也很方便。

關於要常備的原子筆，只要使用三菱的「JETSTREAM溜溜筆」這種低黏度墨水原子筆、PILOT 的「Down Force」這樣的加壓原子筆，在不穩定的狀態下，也很好寫。由於這些原子筆不易發生「在緊要關頭時卡水，導致寫不出來」的情況，所以很推薦當成工作用的原子筆。

所謂的「擦擦筆」也是很好寫的筆記用筆，而且能夠修正，所以很方便，不過要是將這種筆當成常用原子筆的話，會發生幾個問題。首先，因為可以擦掉，所

第 2 章　設法改善「不擅長聽取指示」這一點

以用於正式文件的簽名等，就會造成問題。而且由於其原理為，墨水會因高溫而變得透明，所以若因影印等使文件被置於高溫環境下的話，字就可能會消失。

溝通禮節的意義為何？

溝通禮節包含了隨聲附和、回應等。我們有時也許也會這樣想：「只要有認真聽對方說話，無論自己採取什麼樣的行動，不都一樣嗎？」——回應、附和，有什麼意義呢？」

在日語的研究中，人們認為附和會影響到對話。若聽者完全不附和，或者硬是錯開時機，會變得如何呢？透過實驗所得到的結果為，倘若聽者完全不附和，說話者可能會感到不安，話說到一半就會停下來。另外據說，當聽者故意錯開附和的時機時，說話者會出現配合對方來降低或提升說話速度的傾向。

在話題告一段落時，隨聲附和的意義在於，告訴對方「到目前為止，我明白了」。因此，如果沒有回應或隨聲附和，對方當然會感到不安，覺得「自己說的話是不是沒有傳達給對方呢」。

另外，隨聲附和或回應也會扮演節拍器的角色，控制對方的說話速度。舉例來說，當對方說話速度太快而讓人聽不懂時，藉由稍微拉長隨聲附和的間隔，就能讓對方調整成較容易聽懂的節奏。

我們應該也可以說，「做筆記」這種行為，不僅是為了自己，也能讓對方覺得「別人有理解自己說的話」，使對方放心。

隨聲附和的時機不對

的時機。當對方說完一個段落，讓視線重新交會時，以及用稍強的語氣來劃分段落，並簡短地問說「對吧？」、「行嗎？」時，就是隨聲附和的時機。

即使如此，要是沒有習慣，依舊難以配合對方的語速來掌握節奏。無法巧妙地掌握隨聲附和的時機，結果就會變成一直聽對方說，或是在不適當的時機隨聲附和，打斷對方說話。

在這種情況下，試著運用電視來練習吧。試著依照位於畫面另一端的說話者的說話段落來隨聲附和吧。尤其是新聞節目，由於主播的視線會朝向觀眾，所以也能練習「一邊看著對方的眼睛，一邊聽對方說話」。藉由反覆練習，在對話中，就會變得有餘力對方多半會告訴自己隨聲附和隨聲附和。

巧妙地隨聲附和的時機

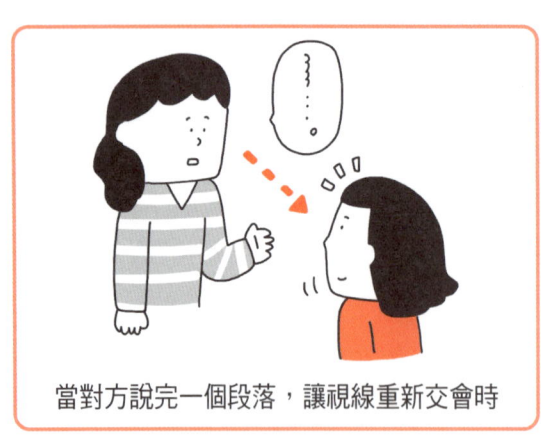

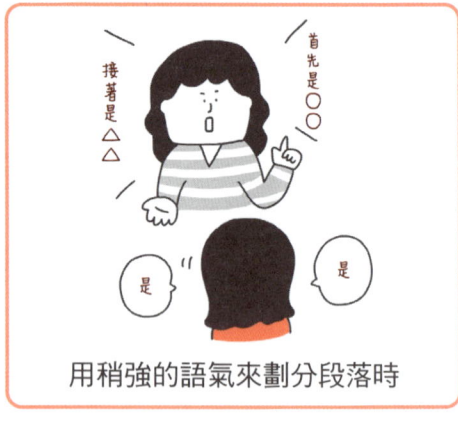

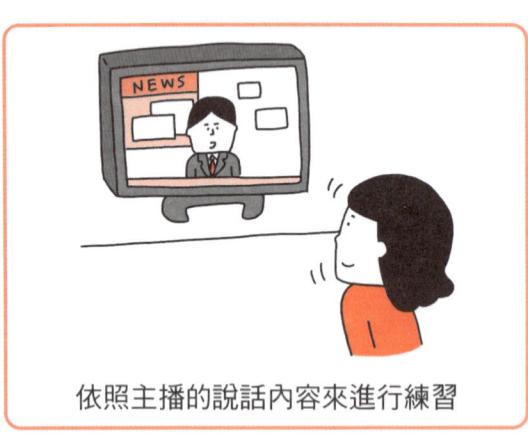

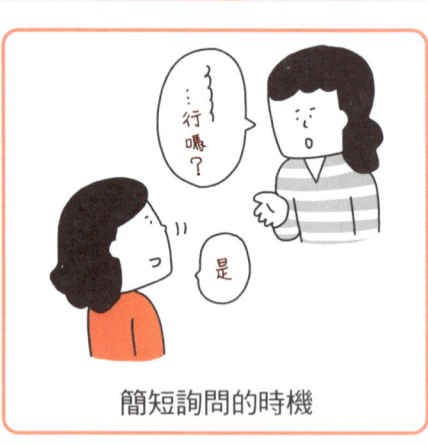

當對方說完一個段落,讓視線重新交會時

用稍強的語氣來劃分段落時

依照主播的說話內容來進行練習

簡短詢問的時機

若真的不會隨聲附和與做筆記的話

滿腦子都在想「必須隨聲附和才行」,反而會變成沒有理解最重要的談話內容。因為是不擅長一心多用的ASD和ADHD患者,所以也有很多這類型的人。其中,也有人光是視線與他人交會,就會感受到負擔。

做筆記也是同樣的道理。雖然很難一邊聽人說話,一邊寫字,但若是聽完之後再寫,就不會有什麼問題。不過,有的人不僅不擅長「一邊聽人說話,一邊寫字」,也不擅長「在聽別人說話前,先記住談話內容」。

在這種情況下,**要事先好好地和上司商量**。請上司使用電子郵件等文件來下達重要的指示,是最好的方法。光是事先讓對方了

第 2 章 設法改善「不擅長聽取指示」這一點

解到，自己不擅長隨聲附和與做筆記，應該就能大幅地消除不好的印象吧。

不過，對於習慣口頭指示的人來說，會覺得透過文件來下達指示很麻煩。另外，依照與上司之間的人際關係，有時也會很難商量這種事。

在這種情況下，**運用錄音機**也是一種方法。聽對方說話時，專心地隨聲附和，之後再重聽錄音，重新做筆記。在這種情況下，由於幾乎無法理解即時聽到的談話內容，所以直到重聽錄音前，都無法透過發問或複誦來確認。因此，最後最好別忘了加上一句「我明白了。試著做做看後，如果還有不清楚的地方，請讓我再提問」。

若很難提出要使用錄音機的話，雖然會把負擔強加在對方身上，但也只能拜託對方配合了

ADHD患者會因衝動性而失言，但在這種情況下，之後在回顧時，會覺得「說了難聽的話」，能夠自我反省。由於即使完全沒有惡意或嘲笑之意，ASD類型的人還是會出現失言，所以即使之後反省自己的言行，也不知道哪裡有錯。

再加上正常使用時，有些詞語明明沒有負面含義，但依照時機、狀況、表達方式，卻可能會給人不好的印象。由於辭典中也沒有記載那些印象，所以即使之後再去查辭典，也完全不明白有什麼不對。雖然無法全部介紹完，但我在下頁中列舉了許多容易出現在工作往來中的例子，像是聽取指示等。

> 要多留意這樣的詞語！
> 聽取指示時，容易會說錯的話

一邊把自己的筆記本拿給對方看，一邊聽一邊徵求關於筆記內容的建議，一次聽取指示，所以要盡量在第一次聽取指示時，就完全聽懂。

有些詞語有時會帶有辭典中沒有記載的負面印象。在工作的往來中，讓人覺得態度很差時，可能是因為在無意中使用了這類詞語。

ASD患者**只會依照辭典的意思來理解詞語**，有時並不知道該詞語中所蘊含的印象。就算別人對自己使用帶有顧慮的委婉措詞，或是諷刺的話，也不會發現，自己也可能會在無意中使用讓人留下不好印象的詞語。雖然

聽取指示時，容易會說錯的話

NG詞	・大概知道了　・還算可以吧 ・大致上明白了
本人的心情	雖然沒有絕對的自信，但大概理解了
對方的理解方式	其實有不同意見，但事情似乎會變得麻煩，所以硬是不先說
修改範例	我明白了。我試著做做看，如果還有不清楚的地方，會再請教
解說	・只要經歷過許多聽漏或誤解所造成的錯誤，就會容易變得使用這種表達方式。對當事人而言，這是一種比較保險的說話方式，也包含了「也許自己有聽漏或誤解」這項含意。不過，這種表達方式也可能會被理解為「雖然有不同意的部分，但能夠忍受」。這種說話方式很有可能被誤解為，是不是感到有點不滿 ・當中途也許會產生不清楚的事時，請如同修改範例那樣，事先告知之後也許會再來提問

NG詞	・然後呢？　・所以呢？ ・可是？　・你指的是什麼？
本人的心情	對方說到一半就停下來，不知道想說什麼
對方的理解方式	那種事無所謂。你說的話讓人感到莫名其妙
修改範例	是（一邊點頭致意）
解說	在工作中，當上司在下達指示時，若對方說到一半就停下來，對方的意思大多為「到這裡為止，明白了嗎？」，打算等待隨聲附和或回應。或者是「聽到目前為止，你明白我希望你做的事嗎？」這種意思。一旦忘了隨聲附和，就容易形成這種情況

NG詞	・啊？　・蛤？
本人的心情	漏聽對方的話。沒有聽清楚
對方的理解方式	你在說什麼蠢話？
修改範例	對不起。我沒有聽到剛才說的事情（指示），所以請你再說一次
解說	雖然「啊？」並非絕對是NG詞，但依照情況或發音，有時聽起來會像是在挑釁別人，不要用會比較保險

NG詞	比想像中還好呢（稱讚他人時）
本人的心情	雖然覺得很好，但與最厲害的人相比，還是比較遜色吧
對方的理解方式	雖然我來做的話，會做得更好，但你也算是很努力了
修改範例	很好呢。
解說	• 稱讚他人的成果時，若不是毫不保留地稱讚的話，反而會給人失禮的印象。在這種情況下，不需要客觀的評價與評論要素 • 即使盡情地稱讚熟人的工作成果，也不用擔心有人反駁，或是要負擔什麼責任

NG詞	這樣子可以嗎？（在工作完成報告中）
本人的心情	雖然做了指示的工作，但對工作成果沒有信心，所以想要確認一下
對方的理解方式	我已經做了指示的工作，所以之後的事就不想管了。確認有無錯誤的工作，希望由你來做。之後，即使有找到錯誤，也不是我的責任
修改範例	• 我做完了，麻煩您確認一下 • 要做的事情就是以上這些嗎？
解說	在匯報工作時，若使用「這樣子可以嗎？」的說話方式，在語感上，可能會讓人覺得「之後的事情我就不管了」、「無法承擔責任」 無論如何，自己做的工作的責任都要由自己承擔，所以提交報告時，態度要堂堂正正的

NG詞	好啊我沒差（回覆上司等人所交辦的工作時）
本人的心情	沒什麼問題。我做得到
對方的理解方式	其實不情願，但會去做
修改範例	• 我知道了　• 我明白了
解說	當對方提出某種要求時，經常被用來表示同意，但「沒差」這個詞可能會讓人覺得有其他涵義。即使真的不情願，在回覆工作的指示時，爽快地回答，會讓對方留下比較好的印象

NG詞	• 有意義嗎？　• 這樣做是為了什麼？
本人的心情	• 不明白指示的目的，不知道要依照什麼樣的方針來採取行動 • 無法理解對方的意見的意圖，不知道該如何理解才好
對方的理解方式	• 那樣的工作（指示）沒有意義 • 不想做那樣的工作 • 你的意見沒有意義

修改範例	・（提出要求時）「我明白了」先表達同意之後，再提問「我可以提問嗎？請讓我確認這項指示的目的」 ・（提出意見時）關於現在這項意見的意圖，請再說明得更詳細一點
解說	・若沒有妥善地表達用來詢問意義或目的的問題，就會被視為在否定或抗拒對方的指示或意見。不詢問目的的話，就很難採取行動時，首先要用「我知道了」、「我明白了」來表達同意，然後再提問 ・「如果可以的話，我不想接下這項工作」雖然在發言時，有時也會帶有這種涵義，但基本上，最好要認為「上司所下達的工作指示是無法拒絕的」。不過，若已了解到那樣做會降低自己的評價，而且無論如何都不想做那項工作時，要坦率地告訴對方：「很抱歉，可以容我拒絕這項工作嗎」

NG詞	啊（回應上司・同事的談話內容或指示時）
本人的心情	・當成與「是」相同的意思來使用 ・資訊不足以讓自己清楚地回答「是」。處於很難決定是否要接受的情況
對方的理解方式	雖然不太清楚你在說什麼，但請繼續說吧
修改範例	是
解說	・若把不帶有問號的「啊」當成跟「是」一樣的意思來使用的話，就會帶有接近「當作耳邊風」的語感 ・如果在聽取對方的指示或意見的途中，真的產生疑問，要事先把問題記錄下來。等到對方把話說完後，再發問

NG詞	是是
本人的心情	語感稍微輕鬆的「是」
對方的理解方式	雖然其實不認同，但該聽的還是會聽，所以別再說了
修改範例	是
解說	這種重複的用法，依照語調，有時會帶有「因為你在說些蠢話，所以我也當成耳邊風」這種涵義。回答時，應該好好地說一次「是」就好

NG詞	因為我沒做過……
本人的心情	因為是沒做過的工作,所以沒有信心
對方的理解方式	不想做沒做過的工作
修改範例	我明白了。由於是沒經歷過的工作,所以我覺得會有很多不清楚的部分,但還是請多指教
解說	• 「因為我沒做過……」若只有這樣說的話,會讓對方覺得「不想做」。實際上,也許會帶著「如果運氣好的話,想要拒絕」這種心情,把話說出口,但無論怎麼選擇,以沒經驗作為理由來拒絕工作的話,結果只會讓自己的評價變差 • 因為是沒經歷過的工作而沒有信心時,只要如同修改範例那樣地表達想法,就能夠一邊讓對方知道自己沒有經驗,一邊強調自己很有幹勁

NG詞	• 話說回來　• 先別管那個
本人的心情	• 在聽取指示的途中,想起了重要的事情 • 由於腦中想到的事也許比現在聽到的事更加重要,需優先處理,所以想先說出來
對方的理解方式	• 沒在聽人說話 • 想要轉移話題
修改範例	• (聽完指示後)我明白了。我還有另外一件事情,現在可以讓我說嗎? • (聽完指示後)我明白了。不過,我目前也接下了○○的業務。若很急的話,我會優先處理這邊的事,請問要怎麼做呢?
解說	在別人說到一半時,插入否定的用語,即使沒有那種意思,也會給人「完全否定對方」的印象。由於是容易衝動地脫口而出的詞語,所以也許會很難保持沉默,不過總之要先採取「首先不要插嘴,把話全部聽完」這種行動方針

明明是依照指示來做，卻被說「不對」

對策
- 開始工作前，與下達指示者調整彼此的認知
- 一定要釐清期限
- 活用電子郵件來確認工作任務

實例
明明是依照指示的步驟來工作，卻遭到責罵

「你為什麼要做這種事啊？」上司在責罵我之前，先發出了驚訝的聲音。「不，我只是依照指示來做而已啊。」即使我試著這樣主張，對方卻回說：「如果有依照指示做的話，應該就不會變成這樣吧。」

自己明明是依照指示的步驟來工作，卻總是遭到責罵。由於無法辨別是自己不好，還是上司下達的指示不好，所以也無法理解責罵的內容，心情總是很煩悶。

原因
不擅長處理聽到的資訊，也不易產生同理心

工作指示大多會以口頭方式來下達。無論有ASD傾向、ADHD傾向，首先，聽取口頭指示就是一道難題。

屬於視覺優勢效果類型的ASD患者，不擅長**透過聽覺來取得資訊**。若只是很難聽清楚的話，只要重聽就行，但有時還會出現聽錯的情況。舉例來說，在下達指示時，若沒有依照時間順序，光是漏聽1個接續詞，順序就會被調換。另外，若以前有過類似的工作經驗的話，有時就會在無意中透過該經驗來填補漏聽的部分，理解成錯誤的內容。

另外，即使能夠順利聽取指示，之後還是會遇到困難。請先將對話錄下來，並照原樣寫成文章吧。

如此一來，就會發現，以日語

第2章 設法改善「不擅長聽取指示」這一點

來說，該文章大多不是正確的，而且意思也支離破碎。不過，在場的人卻能順利理解對話的意思。發言者會在無意中，根據所謂的常識、周遭情況、至今的事情經過來發表談話，聽者也會將那些要素當成判斷用的資訊，理解談話內容。

若有ASD傾向，會變得**不擅長理解這種有前提的對話**。即使知道被當成前提的知識或常識，也無法將其與現在所說的事情連結在一起。因此，若對話被寫成文章後，意思顯得很支離破碎的話，就會照樣地將其當成支離破碎的對話來理解。雖然不明白對方認為「理所當然」而省略的部分，但知道對方覺得「理所當然」，所以也對發問感到顧慮，並依照自己的判斷來揣測對方意思，最後導致失敗。或者是，依照自己的常識來判斷，結果卻與

Column 11

發展障礙的支援服務工作的入口「發展障礙者支援中心」

決定要接受支援服務後，首先應該怎麼做呢？

實際上，一旦決定要接受發展障礙的支援服務後，應該會產生各種疑問吧。要到哪間醫院接受診斷才好呢？想要取得身心障礙手冊或身心障礙年金的話，要到哪裡進行什麼申請才行呢？

另外，以支援服務工作的現狀來說，依照發展障礙的支援服務內容，負責的機構會有所不同。舉例來說，若是醫療領域，會由醫院來負責，若是心理層面的諮詢，會由心理諮商師來負責，若是工作諮詢，則由就業服務中心來負責。很遺憾在日本，目前的階段無法透過單一機構來提供所有支援服務。因此，對於不知道「有困擾時，應該要去哪裡呢？」的人來說，目前的情況非常難理解。

對有發展障礙的人而言，位於全國各地的發展障礙者支援中心，是各種支援服務的入口設施。

目前的流程為，想要接受發展障礙支援服務的人，首先要到該處進行諮詢，整理好「自己目前對什麼感到困擾呢」這一點，然後再接受專業機構的支援服務。該處的人員會針對各種煩惱，詳細地說明「可以接受什麼樣的支援服務」，以及「為此應該怎麼做才好」。也能夠取得關於「診斷、身心障礙手冊、年金的申請這些很難懂的事項」的具體資訊。

請試著到各地方政府的「身心障礙者福利科」諮詢關於附近的發展障礙者支援中心的資訊吧。

即使沒有身心障礙手冊或醫師診斷，也能到支援中心進行諮詢。若覺得自己的煩惱可能是發展障礙所造成的，首先試著前往支援中心，並試著與人聊聊吧。

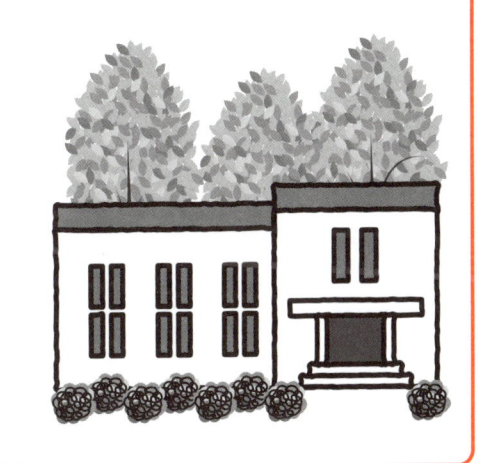

對方的意圖有差距。

以ADHD的情況來說，會**因為注意力不足而漏聽對方的指示**。舉例來說，會一邊聽取指示，一邊在腦中持續不斷地浮現出與工作無關的事情，像是「如果是那項工作的話，就要準備那個才行」、「假如要去那間公司拜訪，附近有間很好吃的拉麵店，剛好可以當作午餐」之類的。結果，就會漏聽最重要的事情，或是比起指示的工作，更熱衷於自己的想法，並打算優先實行那件事。

無論是哪種情況，儘管知道自己漏聽，但卻不再重問一次，而是自己判斷「大概是那樣吧」，繼續做下去，導致出錯。與其那樣，倒不如多加留意，好好地重問對方，問題就解決了。最麻煩的情況是在意識到之前，就擅自出現意見分歧的情況。因此，即

使之後遭到責罵而回想，也不確定是自己搞錯了，還是上司搞錯了指示，所以大多會連該如何反省都不知道。

雖說同樣都是確認，但果然還是有一些要注意的重點。首先，來詳細地說明會成為重點的部分吧。

> 解決方法
> 開始工作前，與下達指示者調整彼此的認知

與工作的委託者之間，會產生誤解或認知上的差異。那種事本身並非只會發生在發展障礙者身上，而是會發生在任何人身上。因此，在公司內與同事開會時，要拿著會議記錄，互相確認。在電話中做了約定後，要再透過電子郵件來寄送內容，請對方確認內容是否無誤。

會成為對策的方法，基本上與這些相同。也就是，**聽取指示後，一定要再次確認**。雖然似乎很簡單，但這是最自然且有效的

> 直接聽取指示時，基本上要照原樣地複誦一遍

直接聽取指示時，基本上，**要照原樣地複誦指示的內容**。舉例來說，收到「把這份資料影印2份」的指示時，要回覆「把這份資料影印2份對吧」這個要點。此時，光回答「影印對吧」或「是這份資料對吧」是不夠的。在這項指示中，有「這份資料」、「2份」、「影印」這3個重點。在複誦時，回答的內容必須包含所有重點。

這是因為，如果聽取指示時產生誤解的話，就會呈現在重點部

第2章 設法改善「不擅長聽取指示」這一點

確認指示時的重點

- 照原樣地複誦指示的內容
- 照原樣地使用對方的表達方式
- 要釐清期限
- 確認時，要多留意帶有「數字」的部分
- 具體告知自己要做的事

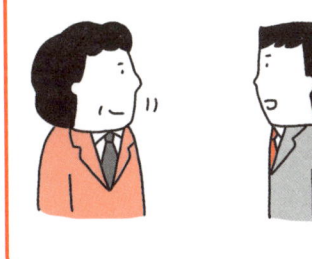

分中。在聽取指示時，若在聽取階段就聽錯內容，即使做筆記也沒有意義。趁著還沒搞清楚重點前，照原樣地複誦對方的指示內容吧。

另外，除了確認指示內容以外，複誦還有另一項重要功能。那就是，**藉由用自己的話說出內容，讓自己能夠把內容記得更加清楚**。即使聽取指示時，覺得「自己理解了，也記住了」，但實際上開始著手工作時，記憶卻經常會變得很模糊。當然，基本上還是要做筆記，但有時也會出現

無法立刻做筆記的情況。藉由親自複誦，就能夠期待「直到之後將指示內容整理好前，都能記住指示內容」這種效果。

另外，在複誦時，也有人會把指示內容中的「影印」改成「複印」。理由可能是自己的某種堅持，或是想要告訴對方「我理解你說的事情」。

不過，如果對自己來說，「換句話說」沒有重要意義的話，**更換指示中的詞語會比較保險，不要**對於對方來說，若自己說的話被逐一改成其他同義詞的話，也會

稍微感到壓力。即使每次產生的壓力都很小，但只要持續累積，也許就會使對方產生愈來愈無謂的焦躁。基本上，要照原樣地使用對方的表達方式。

不過，若「換句話說」對自己來說有特別意義的話，事情就另當別論。ASD患者的腦部，有時會對詞語產生獨特的認知。舉個例子，一般來說，A和B這個詞都會被當成相同的意思來使用。有時會出現「即使明白這一點，但若不使用A的話，腦部就無法順利運作」的情況。

以剛才的例子而言，一般人會將「影印」和「複印」當成相同的意思來使用，並將這一點當成一種知識來理解。然而，對自己來說，若不使用「複印」的話，就無法順利地與實際的行動產生連結。因此確認時，把對方所使用的「影印」換成「複印」來說

一定要釐清期限

比方說影印那類一次性工作，下達指示時，若沒有特別指定期限，基本上就代表對方希望你立刻去做這項工作。若沒有其他趕快完成的工作的話，就應該立刻著手去做。在這種情況下，「應趕快完成的工作」指的並非重要度，而是同樣受到別人委託時，「希望現在立刻去做」的工作。當別人委託一次性的工作時，若自己目前還有其他必須趕快完成的工作時，**應請對方制定一個期限**，像是「今天內完成可以嗎？」等。

在處理「製作資料」、「討論規單」等需要花費時間的工作時，即使對方沒有指定期限，也一定要釐清期限。此時，若對方採用「希望能在這個月內完成」這種含糊的說法時，就**必須釐清日期和時間**，像是「那麼，把期限定為31日17時可以嗎？」。當對方透過含糊的表達方式來試探期限時，對方所期待的日期和時間大多會比我們這邊所提出的日期和時間來得早。藉由清楚地表示「31日17時」，對方應該也會具體地表示期望的日期和時間吧，像是「希望再早一點……不能在大約25日前完成嗎」。

令人感到困擾的是，問了期限後，對方卻回答「大概什麼時候可以完成呢」。尤其是有ASD傾向的人，大多不擅長預測或估算。再加上，若那項工作是第一次做的話，無論難度有多麼簡單，無論時間有多充裕，還是會感到不安。因為就算被問「大概什麼時候可以完成呢」，也不知道怎麼回答，所以即使是實際上大約1個小時就能完成的工作，有時也會回答出「下週末」、「1個月後」這種令對方感到不切實際的答案。其實當時的心情是差到想要說出「永遠」的程度。

被反問「大概什麼時候可以完成呢」時，最好老實地回答說「如果期限不明確的話，就很難預估時間……雖然很抱歉，但可以指定一個期限嗎」。在那之後，只要等到工作做完後，再將實際花費的時間或日數記錄下來即可。如此一來，下次再被委託相同工作時，就會變得比較容易預估時間。

第 2 章 設法改善「不擅長聽取指示」這一點

重點在於，要加入「數字」

想要從鸚鵡學舌般的複誦畢業的話，第一步是試著多留意**含有「數字」的確認方式**。在會成為指示重點的部分當中，大多會含有數字。舉例來說，像是日期和時間、數量、金額等。即使指示中沒有任何數字，回答時也可以試著多注意，特意地加入數字。舉例來說，當有人說「幫我影印這個」時，回答的訣竅為：「這份資料要影印1份對吧。在今天12時以前給你，可以嗎？」

無論對誰來說，數字都是明確的基準。對於ASD患者來說，在沒有數字的指示中加入數字，是一種能讓「含糊不清且難以理解的世界」轉變為「能夠理解的世界」的手段。對於ADHD患者來說，也可以說是一種能有效防止「拖延」或「判斷錯誤」等情況發生的措施。

尤其是，「日期與時間」（期限或約定的時間）、「數量」、「金額」（若與金錢有關係的話），這類數字與大部分的工作都有關聯。在整理這些數字、指示時，最好別忘了確認這些數字。

當對方這樣說時？

- 「希望能在這個月內完成」
  → 一定要釐清日期和時間，像是「期限定在31日17時可以嗎？」

- 「幫我影印這個」
  → 回答時要加入日期時間或數量，像是「這份資料要影印1份對吧。在今天12時以前給你，可以嗎？」

- 「請先打掃這裡」
  → 應要求具體的行動，像是「桌子要先用濕抹布擦嗎？」

當指示並不具體時，應主動要求具體的行動

舉例來說，「請先打掃這裡」這種指示，會讓ASD患者感到非常籠統。「這裡」指的是這整間房間嗎？抑或只是桌上的部分呢？桌子要用濕抹布還是乾抹布來擦呢？垃圾要丟掉嗎？說到底，什麼才是垃圾呢？當彼此的認知容易出現差異時，告知「我打掃完了」後，請對方確認時，就容易出現「這跟我要求的事項不同！」這種結果。

061

用來確認工作任務的電子郵件的具體撰寫範例

○○團隊的大家好

辛苦了,我是□□。

開會辛苦了。

我的任務包含了:

- 製作報價單　～9／7(五)
- 透過電子郵件將報價單寄給全體成員　・事先確認　～9／10(一)
- 將報價單寄給××公司・請對方確認　～9／13(四)

在此確認。

由於報價單製作完畢後,會在9/10前用電子郵件寄出,所以要麻煩大家在9/12前進行確認並回覆。

拜託大家了。

> 明確記載透過數字來表示的資訊

> 以條列式的方式來列出任務,讓人方便閱讀

在面對籠統的指示時,最好藉由**具體地傳達「自己打算做什麼呢」**來確認指示。比方說,在面對「請先打掃這裡」這種指示時,要回答:「我知道了。桌子要先用濕抹布擦嗎?」面對此問題,對方的回答也許會是「對啊,拜託你囉」,或是「不對喔。整個房間都要打掃」。總之,要讓自己的工作變得更加明確。藉由自己主動追問具體的指示,無論有沒有說中,都能讓對方說出具體的指示內容。而且,最好要在實際開始工作前先問。「打掃嗎……?那要做什麼事呢?」在面對這樣的提問時,對方也可能會回答:「做什麼?就是打掃啊。不用太仔細也沒關係,你看著辦吧!」容易形成「始終沒有說明具體指示」的情況。

如果怎樣都想不出具體行動時,請參考下個章節的「即使聽

062

第2章 設法改善「不擅長聽取指示」這一點

在確認任務時，要運用電子郵件

被分配到工作時，最好**透過電子郵件來確認自己的任務**。尤其是會議等沒有直接下達指示的情況，電子郵件會成為很有效的確認工具。如果在自己的職場上，有準備其他替代方法的話，像是公司內部SNS、布告欄等，也可以使用那些方法。總之，要使用公司內部相關人員會經常看到的聯絡方式。

也許有的人會覺得，已經用口頭方式確認過，而且也做了筆記的事項，為何要再花時間透過電子郵件來再次確認呢。明明其他人沒有那樣做，為何只有自己要那樣做？

目前在處理什麼樣的工作」自然就會有助於打造出能幫助自己的工作環境。

在實際撰寫電子郵件的內容時，請遵照以下規定吧。

- 藉由請相關人士確認工作內容，有助於修正誤解或漏聽的情況
- 留下帶有日期、時間的聯絡記錄，之後在尋找相關內容時，就能當作參考
- 將來出差錯時，就能夠確認，是指示者的過失，還是自己的理解錯誤。

當指示者沒有特別決定期限時（對方說「有空時再處理就行」等情況），最好自己先設定一個期限，並確認。

把指示者或上司設為收件人，並將與這項工作有關的同事加到CC（副本收件人）中。當所有會議出席者的位階都相同時，要事先將公司內所有出席者都設為收件人。

- **即使自己的任務只有1項，也要以條列式的方式來列出，讓人方便閱讀。**
- **明確記載透過數字來表示的資訊，像是數量、期限等。**

那當然是因為有好處。透過電子郵件來確認任務，會有下列3個優點。

那當然是因為有好處。透過電子郵件來確認任務，會有下列3個優點。

當然，並非只要寄出確認郵件，大家就一定會確認內容。即使已確認的內容出錯了，但卻沒有任何人提出來，也無法追究別人的責任。不過，藉由共享自己的資訊，若有錯誤的話，被某個人指出來的可能性就會提昇。盡量讓上司或團隊成員知道「自己目前在處理什麼樣的工作」，自然就會有助於打造出能幫助自己的工作環境。

063

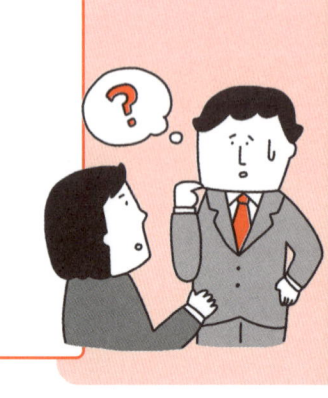

即使聽了指示後，也不知道該做什麼才對

對策
- 制定明確的方案與具體目標
- 制定「用來讓對方指出缺點的方案」
- 針對「對方所說的話或物品」來逐一詢問
- 試著拆解工作內容

實例　即使對方說「你看著辦吧」，也不知道該怎麼做才好

「從下週開始，我想要使用這空房間，所以先整理一下。」聽到指示後，我進入房間查看，發現該處的書桌、椅子、紙箱、成捆文件被擺放得很雜亂。

「雖然總之回答了「是，我知道了」，但還是不知道到底該怎麼辦。儘管試著詢問「該怎麼辦理……」這樣回答後，上司生氣地說：「我有說我想要從下週開始用對吧。這樣的房間不能用嘛。既然如此，希望上司可以下達具體的指示，告訴我該怎麼做。

呢？」但上司只回答：「你看著辦吧。」

由於沒有其他辦法，所以用自己的方式來將紙箱擺放整齊，把傾倒的椅子扶正。至於文件等，數量多到無計可施。

「我整理完了。」前去報告後，上司回答：「還真快啊？那麼我去看看吧。」看到房間後，上司說了一句「這是什麼，完全沒有整理嘛。」

「因為你說『你看著辦吧』，所以我就照自己的方式來整理……」這樣回答後，上司生氣了。

原因　很難想像出方案與目標

不限於工作，想讓某種行動完成時，必須要能夠想像出目標，以及用來達成目標的方案。

舉例來說，ASD與ADHD患者都不擅長的工作就是「**整理物品**」。不擅長整理東西的理由在

064

第2章 設法改善「不擅長聽取指示」這一點

於,覺得制定步驟很難。

也就是說,不擅長制定計畫、安排行程、預測、估算。打掃或整理物品並非只是1項工作,而是包含了「把垃圾集中起來丟掉、使用吸塵器、拖地」等各種要素。必須有效地將這些要素組合起來,一邊思考「打掃乾淨後的畫面」,一邊有計畫地實行。雖然ASD患者原本就大多擅長依照明確的行程表或步驟來採取行動,但卻**不擅長制定計畫**。

或者是,雖然能夠依照自己的方式來制定計畫,並按照計畫來行動,但有時會**不擅長一邊考慮到其他人的預定行程或要求等外部因素,一邊制定計畫**。在那種情況下,在別人的眼中,最後看起來會像是「沒有依照計畫來行動,做事雜亂無章」。這一點會使他人的評價與自身的認知產生分歧,使自己感到混亂。

另外,一旦制定好計畫,就很容易將實行計畫視為目的。即使覺得該計畫不合理,但若不依照計畫來行動,就會變得無法冷靜。有時候,如果先在自己內心中,以自己的方式來制定計畫的要素,之後就會很難去實行公司所交辦的計畫。

在發展障礙相關書籍中,會記載「ASD患者不擅長依照計畫來行動」、「沒那回事。倒不如說,若不依照計畫來行動的話,有人會對此感到很不協調。此問題與矛盾特性有關。」

關於目標的想像,也很困難。由於ASD患者不擅長體諒他人心情,產生同理心,所以**也不擅長去想像出,對方最後所期待的事情**。若對方沒有盡量很明確地下達很具體的指示,自己就無法想像出工作完成後的模樣。

雖然ADHD患者能夠想像出目標,但**由於不擅長制定用來表示過程的計畫,所以會變得不知道,具體上應該做什麼**。因此,會無法踏出實行計畫的第一步,處於「一直仰望著目標」的狀態,結果這一點也會成為拖延的原因之一。

ASD與ADHD患者若想要好好地處理工作的話,就**必須制定明確的方案與具體目標**。

> 解決方法
> **制定明確的方案與具體目標**

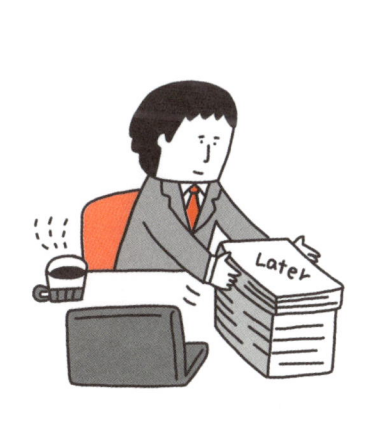

不過，麻煩的是，許多工作都是在尚未明確化之前，就被分配到自己手上。別說方案了，有時連具體的目標都不知道。「研發能夠熱賣的新商品」這種大型任務當然不用說，連「整理這個房間」這種常見的工作也是如此。

這些工作的目的看似目標，實際上卻並非如此。首先，必須要設定「用來達成目的的目標」。也就是說，「能夠熱賣的新商品」指的是，「世界上吸力最強的吸塵器」呢？還是「納豆口味的洋芋片」呢？若不先決定要製作什麼商品，就無法制定出關於「要如何製作出該商品」的計畫。

在實例中所提到的「整理房間」的工作也一樣。對於指示者來說，總覺得會有一種「令人期待的狀態」。那指的正是「可以當成工作室來使用的狀態」。不過，那具體上是什麼樣的狀態呢？以最終目標的印象而言，那種狀態很籠統。至於方案，應該連想都沒想過吧。對方所委託的工作，應該連方案的制定都包含在內。也就是說，雖然「整理房間」這項工作從語感上很難與創作產生連結，但其實是一種非常需要創造力的工作。必須要想出，連對方腦中都不存在的「乾淨狀態」，並讓對方感到滿意。

一旦患有發展障礙的話，就會很難透過對方的心情或「一般常識」來制定具體目標。在對方什麼都沒說的情況下，要透過各種設想，打造出讓對方滿意的狀態，基本上是不可能的。因此，首先應該做的是，**盡量透過發問等方式來還原指示者腦海中的畫面，制定出雙方共同的目標**。當然，對雙方來說，該目標必須要非常簡單易懂且具體才行。

以實例中的「整理房間」這項工作為例，試著思考看看吧。為了實行這項工作，自己必須要做的事情為，將「整理」這個籠統的指示，轉變為能夠直接執行的具體行動。雖然都叫做「整理」，但依照情況，其具體內容可以分成很多種，像是「倒垃圾、重新調整桌子的擺放位置、先把文件放進資料夾中，再拿到書架上擺好」等。

雖說具體目標很重要，但有時就算直接詢問對方，大概也得不到有效的回答。這是因為，在這種時候，對方腦中大概還沒有明確的畫面。因此，與其還原對方腦海中的畫面，倒不如實際**和對方一起制定具體目標**。

> 制定「用來讓對方指出缺點的方案」

066

第2章 設法改善「不擅長聽取指示」這一點

自己可以先制定某種程度的方案。不過，有時也會與對方的意圖產生差異——若有這種程度的方案制定能力的話，**首先試著以條列式的方式，把自己打算做的事情詳細地列出來吧**。舉例來說，如同剛才提到的實例，若上司說「請整理房間」，把自己打算做的事情寫出來，拿給指示者看。此時，「文件不需要了，所以全部都丟進碎紙機吧」、「紙箱我之後還想要用，所以拿到倉庫內」若上司進行這類修改，就要遵從那些指示。此方案一旦完成，那些指示內容也會同時成為具體目標。也就是說，將此方案全部實行完畢後的狀態就是目標。

人類很難從零開始創造出某種形象，但在另一方面，若已存在某種形象的話，就能夠對其提出具體的詳細意見。只要把自己的方案當成用來激發出對方意見的方案拿給上司看後，即使對方回答「完全不對喔」也無妨。此時，只要重新詢問對方「那麼，要怎麼做呢」，問出對方關於的「整理」的印象即可。

- 把空紙箱壓扁，捆起來後再丟掉
- 將文件分類，收進資料夾中，貼上寫了「××室資料」的標籤後，拿到資料室中收好
- 事先把桌上的小東西收到1個紙箱中
- 拖地
- 用濕抹布擦拭書桌
- 用濕抹布擦拭與書桌數量相同的椅子，把剩下的椅子收進倉庫內

制定「用來讓對方指出缺點的方案」時的重點

- 以條列式的方式，把自己打算做的事情詳細地列出來
- 將該方案視為「用來讓對方指出缺點的方法」，不要追求完美
- 清楚記載具體上要做什麼事
- 想不出具體的行動時，就詢問對方

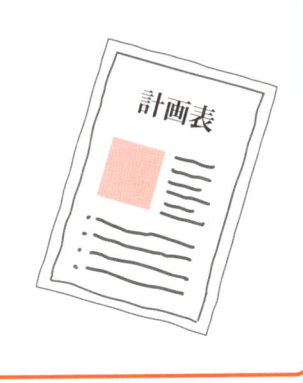

試驗性方案即可。因此，在這種情況下，即使對自己的方案不是很有信心，也完全不用在意。反倒要將其視為「**用來讓對方指出缺點的方法**」。

不過，如果因為「反正是用來讓對方指出缺點的方案」這一點就隨便制定方案的話，對方所提出的意見也會變得隨便。尤其是在關於「打掃」或「整理」等的方案中，**要避免使用「不知道具體上該做什麼」**的表達方式。若是整理方案，就應該清楚寫出「把什麼東西」、「放到哪裡」、「怎麼處理」。在「打掃」方案中，要寫出「要擦桌子嗎」、「要拖地嗎」。在「收拾」方案中，要寫出「紙箱要壓扁後丟掉嗎？還是先堆到倉庫內呢」。

若對方同意的話，為了能夠照樣實行，所以要帶著類似追問的心情，具體寫出「我只會處理這

想不出具體畫面時的提問範例

工作內容	容易讓對方說出具體資訊的問題
整理沒有在用的房間或倉庫	「要整理成像哪個房間的樣子呢？」
製作沒做過的種類的文件	「有固定的格式嗎？」 「有以前的範例之類的嗎？」
第一次接觸到的輕度工作	「有工作手冊？」 「公司內有這項工作的老手嗎？」
新商品的研發	「包含其他公司在內，透過至今的商品，有聯想到什麼東西嗎？」
備品採購	決定好要買什麼東西了嗎？」 （若已決定的話）「預算和採購數量是多少呢？」 「以價格為優先，可以嗎？」

068

第 2 章 設法改善「不擅長聽取指示」這一點

項工作，真的可以嗎」。舉例來說，若工作是「整理散亂的文件」，就寫「文件先隨意分類，再收到資料室內」。若上司對「隨意分類」這點有意見，若上司對「隨意分類」這點有意見，此時只要詢問「要怎麼分類才好」即可。若是打掃工作，就寫「地板部分使用吸塵器，桌子用濕抹布擦拭」。方案寫得愈具體，對方所提出的意見也會變得愈具體。

最後，當明確地想像出「如何處理什麼東西」的一覽表完成時，該表格就會成為方案，同時也會成為具體目標。

> **針對「對方所說的話或物品」來逐一詢問**

當想不出「用來讓對方指出缺點的方案」，或是無論如何都很難

想出具體方案時，還是只能詢問對方了。

不過，如同前述，若使用籠統的問題，也只會得到籠統的回答。想要提出具體的問題時，**必須要從現場的物品或對方所說的話中挑選**。

如果是實例中所提到的「整理房間」的工作的話，提問時要將重點放在「位於房間內的紙箱、文件、書桌等物」上。「這個紙箱要怎麼處理呢」、「這份文件要怎麼處理呢」像這樣逐一詢問吧。不要直接詢問「整個房間」這種範圍過大的對象，而是要將房間拆解成一個個物品，並決定各物品的處理方式。

如果是還沒出現具體事物的工作，就要透過對方所說的話或工作的內容來掌握提問時的重點。此時，**最好盡量選擇可以問出「肉眼可見的物品」、「具體事物」**

的問題。舉例來說，收到了「下個商品的公司內部簡報就由你來製作囉」的指示。為了製作「下個商品的簡報，似乎能夠問出來的「肉眼可見的物品」是什麼呢？首先，會想到的應該是商品的實物或資料吧。只要有留意到「公司內部簡報」這一點的話，就會發現，若以前曾進行過相同簡報，該資料也能當作參考。

在「具體事物」方面，首先要著重於帶有數字的事項。簡報的日程會直接關係到截止期限，簡報的發表時間則會決定要準備的投影片或資料的量。只要能夠先問出「肉眼可見的物品」、「具體事物」的話，之後就能以此作為線索，進一步地問出更多資訊。

如果可以，最好先將問題彙整起來，再提問。不過，有時候，若不試著實際處理工作，就無法

發現問題。接下工作時,最好先說一句「我明白了。如果還有不懂的地方,到時候可以再請教您嗎」。雖然逐一詢問,也可能使對方感到厭煩,不過這樣做還是遠比「做出與對方意圖完全不同的事情」來得好。

一邊處理工作,一邊把每次做的事情先記錄下來吧。只要事先將這些資料保存下來,下次再被分配到相同類型的工作時,該資料就會成為自己在制定方案時的提示。

試著拆解工作內容

若想要把一項工作拆解成具體行動的話,就需要多熟悉在工作內容的拆解方法中,只要把與該工作相關的時間・物品・人當成起點,進行思考,就會比較容易拆解。

拆解工作內容時,應思考的事情

主要因素	詳細內容	ToDo 待辦事項
時間	開始日期・時間	記錄委託日期
	截止日期・時間	向委託人確認
人	委託人	何時可以發問和確認呢?→事先確認行程表
	提交報告處・收取報告者	知道內容・截止日期嗎?→向本人確認
	檢查人員・顧問	事先告知內容,請對方確認
	合作者	事先告知內容,請對方確認
物	最後要提交的文件	向委託人確認
	任務檢核清單	製作清單,向委託人確認
	必要物品	製作一覽表

070

第2章　設法改善「不擅長聽取指示」這一點

首先，無論是什麼樣的工作，大致上應該先做的事情，會如同P70的表格那樣。雖然有的人會在腦中記住「任務檢核清單」、「物品一覽表」等事項，我建議先把要做的事製作成文件。試著把那些內容彙整成下頁那類表格。

「工作標題」能夠在自己與委託人之間，用一句話來表示「該工作」，所以很重要，若自己不擅長拆解工作內容，即使詢問對方，也務必要填寫標題。

「相關人員・公司」、「日期和時間」只要直接詢問委託人即可。若委託人與提交報告處・收取報告者相同的話，就先填寫「同上」或「〃」。

「最後要提交的文件」指的是藉由把該文件送到提交報告處・收取報告者，就代表工作完成了。若該項工作中，不需提交文件，就將「報告書或工作檢核表」當成「最後要提交的文件」。當工作結束時，不能只說「做完了」，而是最好要一邊報告：「○○和△△和□□都完成了」。工作到此結束，即使想不出任務範例中的「椅子」或「桌子」那樣，把關於此物品，覺得「必須做些什麼」、「這項物品是必要的」的部分先寫上去，而「具體上要做的事情」這欄就算空著也無妨。如果完全想不出「具體上要做的事情」，就去聯想似乎有關連的東西或器具等，總之試著寫上去吧。

那麼，雖然能夠機械性地填寫到目前為止的項目，不過問題在於「具體上要做的事情」這一欄。也就是說，這才會成為任務清單。此格式也能用於「必要物品的一覽表」。

「總之，只要做這個就行了吧」，首先，試著把自己想到的任務填入此欄位中。不過，其內容必須是<mark>自己能夠立刻付諸行動的事項</mark>。被告知「照這樣做」時，會想要問「具體上，要怎麼做呢」的內容，則不用填入。相反地，即使只想到1項任務，但若該任務的內容能夠照樣實行的話，就

填寫完寫得出來的部分後，請對方確認，並重新詢問空白部分。以範例來說，就是「椅子要怎麼處理」、「桌子要怎麼處理」這類問題。此表格拿給委託人看，此表格一旦完成，之後只要去實行即可。

071

業務整理表

工作標題					
相關人員／公司	委託人		檢查人員／顧問		
	提交報告處／收取報告者		合作者		
最後要提交的文件					
	（若無需要提交的文件，就製作工作檢核表）				
日期和時間	開始日期（委託日期）／時間		截止日期／時間		
具體要做的事情		必要物品	可以立刻開始做嗎？若不行的話，為什麼？		該怎麼做呢？

072

業務整理表（填寫範例）

工作標題	會議準備			
相關人員／公司	委託人	辰巳課長	檢查人員／顧問	鳥居先生
	提交報告處／收取報告者	辰巳課長 潮田TL（技術主管）	合作者	無
最後要提交的文件	工作檢核表　　　　　　　　　　　　　（若無需要提交的文件，就製作工作檢核表）			
日期和時間	開始日期（委託日期）／時間	2018/2/19 14：00	截止日期／時間	2018/2/20 12：00
具體要做的事情	必要物品	可以立刻開始做嗎？若不行的話，為什麼？	該怎麼做呢？	
使用吸塵器來打掃 用濕抹布來擦拭桌子	吸塵器 抹布	吸塵器／抹布位於何處？	詢問擔任總務的鳥居先生	
備齊會議資料	會議資料 影印機	不知道要準備幾份	詢問潮田TL	
	椅子			
	桌子			

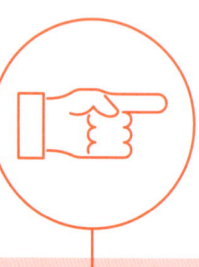

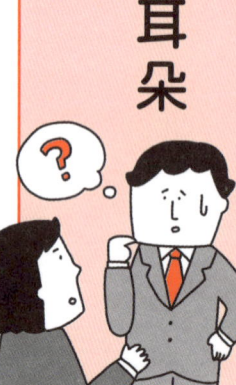

明明能夠理解文字，但用耳朵聽時，卻無法理解內容

對策
○ 總之，先把能夠理解的部分彙整成文章，再重問沒聽懂的部分
○ 活用語音輸入軟體

實例　若有提供工作指引或說明書的話，明明就能理解

「不好意思，關於剛才的指示，我有不太清楚的地方……」

「咦，那個我剛才說明過了喔。你又沒在聽嗎？」

上司露出覺得很麻煩的表情，自己則低頭說「對不起」。老實說，聽取指示時，能夠理解的內容不到一半。該說是「跟不上對方的說話節奏」嗎，還是「自己容不下對方的說話」呢。

打算拚命地聽對方說話時，對方卻繼續往下說」那樣的感覺。

由於處在那種狀態，所以即使開始處理工作，中途就會變得不知道該怎麼做、需要提問，指示內容有時也會出現遺漏的情況。

儘管想「若有提供工作指引或說明書的話，明明就能理解」，但也對「讓上司增加負擔」感到顧慮。到底該怎麼做才好呢。

原因　因視覺優勢效果而不擅處理聲音資訊

當ASD患者在聽取口頭指示時，由於**既不擅長溝通，也不擅長處理聲音資訊**，所以比起書面指示，會容易發生問題。另外，即使有聽清楚對方說的話，但對於詞彙意思的理解會出現偏差，不知道「那個」、「這個」這類指示詞所指的東西，**有時也會誤解或無法理解對方的意圖**。

ADHD患者主要明顯症狀中

074

第2章　設法改善「不擅長聽取指示」這一點

的工作記憶、**短期記憶不足**，也是理由之一。由於話語中的資訊不會留下來，所以若不完全記住的話，就會一直遺漏資訊。甚至會出現「想要把聽到的事做成筆記，但寫出來時，就已經忘了聽到什麼」這種情況，有時候光靠當事人的努力，是很難克服的。

在這種情況下，比起「依照對方的說話節奏來聽取資訊」，「**自己主動發問，並得到回應**」會比較容易確實地理解資訊。

立刻重問「理應」問過的事情，會讓人提不起勁。不過，從指示者的角度來看，比起失敗了之後，再說出「其實我問不出口……」，向對方確認過好幾次

> 解決方法
>
> 基本上不能猶豫，要重問一次

後，再確實地把工作做好」這種做法會好得多。
不必勉強去打造幹練員工的形象。即使很笨拙，也最好要以「腳踏實地工作且樸實無華的人」作為目標。

若只記在腦中的話，對自己來

> 總之，先把能夠理解的部分彙整成文章，再重問沒聽懂的部分

Column

若判斷「自己現在很難在企業內上班」的話

所謂的「就業持續支援設施」是以「對一般就業感到困難的人」為對象，提供就業場所的設施。適合「即使難以就業，但還是想透過工作來與社會產生連結的人」，或是「先長期累積訓練經驗，有朝一日想要再次挑戰就業的人」。

就業持續支援可分成A型和B型，兩者的作用各有差異。

- **就業持續支援A型**

所謂就業持續支援A型，既是提供就業活動場所的福利設施，同時也是與在此處工作的人簽訂僱用合約，並進行營利活動的企業。也就是說，A型的使用者同時也會成為該企業的員工。由於簽訂了正式的僱用合約，所以企業會支付最低工資以上的金額來做為薪水。

優點在於，能夠一邊工作，取得某種程度的收入，一邊接受福利設施的支援。

雖然工作時間會因設施而異，但似乎大多為「1週上班5天・1天上班4小時」的工時制度。

- **就業持續支援B型**

所謂的就業持續支援B型，是提供白天活動的場所來作為工作場所的福利設施。使用者能藉由工作來與社會產生連結，以長期觀點來看，能夠以就業為目標，累積訓練經驗。

沒有薪資，若透過勞動活動而產生利潤的話，設施會支付該部分的工資。雖然幾乎沒有收入，但優點為，與就業過渡支援不同，能夠長期使用。

說，會很難判斷「是否已備齊必要的資訊」。**首先，試著把能夠理解的部分彙整成文章**。把漏聽的部分用○○或（ ）來表示，總之要記錄聽到的內容。

> **使用語音輸入軟體**

無論是安卓手機，還是iPhone，現在的智慧型手機都具備語音辨識功能。試著思考能活用這項功能的方法吧。

當然，由於不能突然在上司面前掏出手機，所以要使用外接式麥克風。雖然也可以使用通話用的耳機麥克風，但若考慮到方便性的話，有支援智慧型手機的領夾式麥克風會比較好。

無論是安卓手機，還是iPhone，只要簡單地在筆記類應用軟體中，把語音輸入模式打開，就能將語音轉為文字。

代表性的語音輸入軟體

應用軟體名稱	特色
Speechnotes	• 安卓系統專用的應用軟體 • 可以手動輸入標點符號或換行等
用聲音來筆談	• 安卓系統專用的應用軟體 • 研發目的為，協助與聽障者溝通
Recoco	• iPhone專用的應用軟體 • 透過「加入標籤與語音轉文字」功能，就能立刻找到想聽的部分

另外，由於人們也研發出許多能把語音辨識功能活用在工作上的應用軟體，所以也可以試著使用看看。在安卓平台，有名為「Speechnotes」和「用聲音來筆談」的應用軟體。在iPhone上，「Recoco」這個應用軟體很有名。在這裡，我會介紹下述的「Speechnotes」的使用方法來當作1個範例，所以希望大家能當作參考。

無論是哪個軟體，都可以這樣說，雖然語音轉文字的功能相當優秀，但並不完美。尤其是對於專業術語等的辨識能力較差，大多會轉換成與想要的用語不同的詞彙。終究是一項用來代替「聽取指示時的筆記」的工具，只要這樣想，並採取「以此為基礎，重新彙整指示內容」這種使用方式，應該就會成為一種很可靠的工具吧。

「Speechnotes（聽寫記事本）」的使用方法

1 在GooglePlay中搜尋「Speechnotes」，安裝應用軟體。

2 開啟軟體後，確認圖中圈起來的部分是否有變成「JA」。

確認

― memo ―
非日文用戶，若希望改變語言模式，請輕觸圈起來的部分，選擇想使用的語言，藉此就能讓語音辨識功能變成你熟悉的語言模式。

3 只要輕觸麥克風部分，就會開始收音。接著，會自動地將透過麥克風接收到的語音轉為文字。只要再輕觸一次，就會停止收音。

輕觸

4 最後，只要輕觸紙飛機圖示（發送按鈕），就能透過電子郵件或LINE等方式來發送文章。發送給電腦後，只要再修改轉換錯誤的部分，重新編輯，就會很方便。

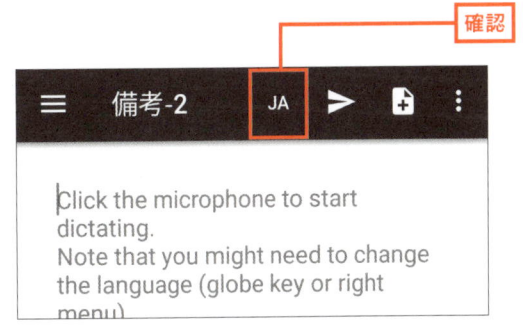

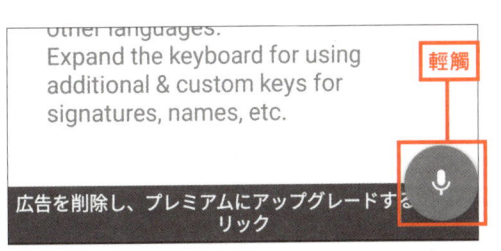

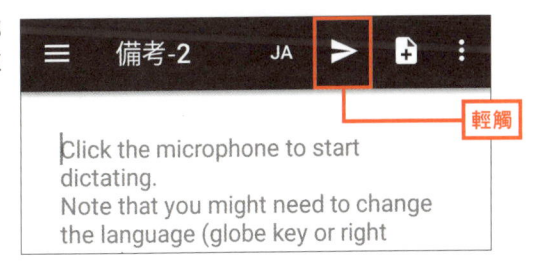

輕觸

第2章 設法改善「不擅長聽取指示」這一點

無法理解說明書或工作指引

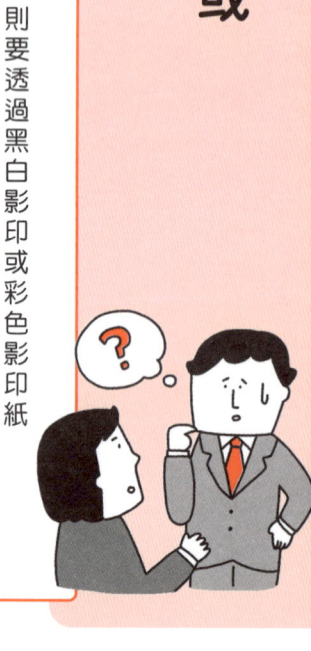

實例
用口頭說明的話，明明能夠理解，但變成文字的話，就無法理解

明明看得懂小說，但若變成說明書或程序書的話，就會無法理解。眼睛追不上文字，一旦察覺時，已找不到看過的那行。若一整篇文章的行距都很小，視線就會閃爍，完全無法繼續閱讀。

我被告知希望接下已離職者的工作，於是開始處理這項工作。由於離職者有留下程序書，所以收到了資料，但卻完全看不下去。如果對方用口頭方式來說明，就能夠理解，到目前為止的工作，我都是這樣學會的。明明到目前為止，工作上都完全沒有問題，卻因為這種事而完蛋……。

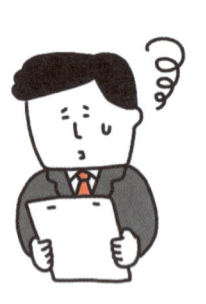

原因
學習障礙（LD）中的閱讀障礙、ADHD的注意力問題等

無法順利透過聲音來理解資訊，是發展障礙的症狀之一，而且許多人都有這種煩惱。

由於透過聲音來取得資訊時，會出現「漏聽」或「聽錯」，所以在這種情況下，會透過文章或圖片等視覺資訊來彌補。

不過，也有情況相反的人，明明能夠順利理解聲音資訊，**卻無法順利處理視覺資訊**。

雖然眼睛有看到，但卻完全無法理解透過視覺來取得的資訊。「看不懂」的理由會因人而異。舉例來說，LD的症狀之一為

對策
- 如有不擅長的顏色，則要透過黑白影印或彩色影印紙來應付
- 若印刷字體不易閱讀的話，可以試著變更字型

078

第2章　設法改善「不擅長聽取指示」這一點

「閱讀障礙」。這是一種無法順利理解文字，也無法正確閱讀文字的障礙。無法順利理解文字的排列，明明視力沒有問題，但文字的細節看起來卻是滲開來的樣子。雖然看得懂印刷字體，卻看不懂手寫文字，或是反過來的情況。

ASD患者常出現的症狀為**視覺過敏**。有的人看到白色或紅色等特定顏色時，眼睛會產生刺痛般的刺激感，無法長時間閱讀含有該顏色的文件。另外，有些人的注意力容易被上一行或下一行的文字奪走，導致視線閃爍，無法閱讀很長的文章。

與視覺過敏不同，也有**腦部本身較偏好「聲音資訊」**的情況。為了理解文章，也有人必須進行「暫時採用音讀的發音方式」或「在腦中進行音讀」的過程。整體來說，發展障礙容易出現

以ADHD的情況來說，會因為**「無法自己控制注意力」**這一點而「看不懂文章」。即使有必要，但若沒興趣的話，就無法專注在該文章上，就算勉強閱讀，也無法理解內容。另外，也會出現「在不知不覺中，閱讀眼睛所看到的其他地方」、「很在意後面的內容，於是翻到其他頁」的情況。

雖然不是發展障礙，但在憂鬱症或思覺失調症中，會出現的症狀之一為**「變得無法閱讀書籍」**。在發展障礙患者當中，也有許多人因壓力造成的續發性障礙而罹

患憂鬱症或思覺失調症。明明以前能夠閱讀文章，但最近卻變得無法閱讀文章。在這種情況中，也可能已經出現這種續發性障礙的警訊。即使沒有到憂鬱症那麼嚴重，但緊張或不愉快的情況所造成的壓力或恐慌，也可能會使人暫時陷入相同狀態。

的共通傾向為，在很長的文章中，會忽略掉細節部分，也無法反過來藉由「將各個文章組合起來」來推測出全貌。另外，有的人無法透過平面的圖片或照片來想像出立體形象，也無法將那些資料當作參考。

> **解決方法**
> 分析「看不懂」的原因，思考對策

如同列舉的原因那樣，雖說都「不擅長閱讀文章」，但其理由卻因人而異。首先，要分析自己看不懂文章的理由，然後再去思考對策。

> **LD所造成的閱讀障礙需要他人的理解與協助**

079

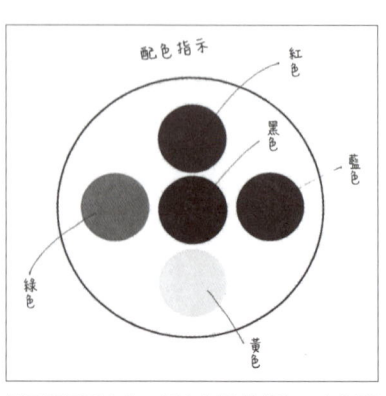

因為重度閱讀障礙等原因而導致本就完全看不懂字時，**需要職場上的理解與他人的協助**。拜託他人不要使用工作手冊，而是要透過口頭方式或在職訓練來教導工作方式，或是請家人等幫忙把文章唸出來，並將那些內容錄下來，讓自己能夠學會工作方式。雖然要花費較多時間，但若能夠獨自閱讀時，就能在家中努力地看，或是使用休息時間來閱讀。

依照多功能事務機的機種，有的機種也具有「顏色反轉」的功能。雖然也有「會消耗大量墨水」這項缺點，但若黑底白字會比較容易閱讀的話，應該也可以活用這項功能吧。

如果是用word製作而成的工作手冊，則能夠更簡單地變更顏色。如同下方圖片，從「版面配置」這項功能（註：在某些版本的word中，則為「設計」這項功能）中選取「頁面色彩」，接著只要選擇喜歡的顏色即可。

若不擅長看白色，只要更換影印紙即可。市售的影印紙有淺綠色、粉紅色等各種顏色。實際到家電量販店等處觀看商品，選擇對自己眼睛較溫和的顏色，事先購買自己專用的影印紙。之後，再請職場上的人幫忙，讓自己可以使用彩色影印紙來影印工作手冊。

> **若有不擅長的顏色，則要透過黑白影印或彩色影印紙來應付**

若不擅長看白色、黑色以外的顏色，**在影印時，就要設定為黑白或灰階**。若需要顏色的資訊時，可以如同下方圖片那樣，之後再以手寫方式來加上顏色的資訊吧。

只要從「版面配置」功能中選取「頁面色彩」，並選擇喜歡的顏色，頁面的顏色就會改變。

若不擅長看白色、黑色以外的顏色，在影印工作手冊時，要設定為黑白或灰階，之後再以手寫方式來加上顏色資訊。

080

第 2 章 設法改善「不擅長聽取指示」這一點

若印刷字體不易閱讀，可以試著變更字型

只要有視覺過敏症狀，在閱讀行距很小的文章時，視線就容易轉移到上下或左右行的文字上，變得無法閱讀較長的文章。

對策為，如同下圖，**透過厚紙板等來製作出「只能看到一行字」的工具**。藉此，就能使文章變得較容易閱讀。只要在OHP投影片上印上顏色外框，也能省去把紙張挖空的工夫，很簡單。

另外，只要使用**彩色棒狀放大鏡**，就能夠只放大一行字，且能使其形成塗上標記筆（螢光筆）般的狀態。

只要事先常備這些工具，即使是必須閱讀較長文章的情況，也能夠應付。對於注意力會被正在閱讀的文字以外部分奪走的ADHD患者來說，此方法也很有效。

即使是較長的文章，只要一行一行看，就能夠理解

有的人雖然不易理解印刷字體，但看得懂手寫文字，對於這種人來說，**變更字型**是一種有效的方法。如果是使用word等軟體製作而成的文件檔案的話，就能編輯，替換成其他字型。

只要在網路上搜尋「手寫字型」，就能夠找到各種自製字型。在這裡，我要以其中一種名為「工作筆記手寫字型」的字型為例，介紹字型的安裝方法。字型的變更方法如下頁所示。

由於網路上有各種原創字型，所以試著像這樣去尋找適合自己的眼睛與大腦的字型吧。

只要使用彩色棒狀放大鏡，就能夠只放大一行字，且能使其形成塗上標記筆般的易於閱讀狀態。

只要將厚紙板等挖空，變成只能看到一行字，即使是較長的文章，也會變得較容易閱讀。

將字體變更為「工作筆記手寫字型」的步驟

1 進入「すももじ（http://font.sumomo.ne.jp/index.html）」這個網站，點擊「工作筆記手寫字型」。

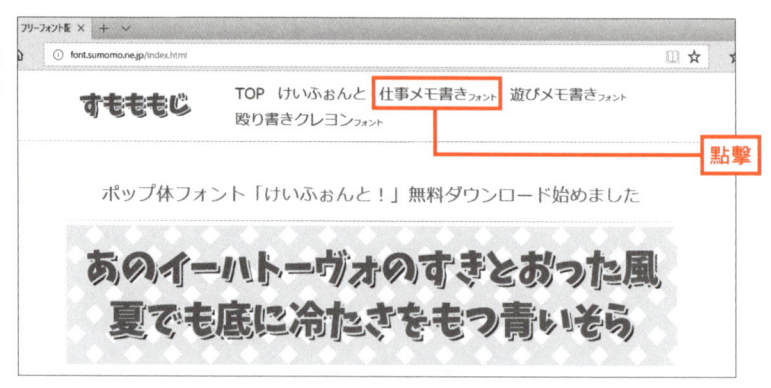

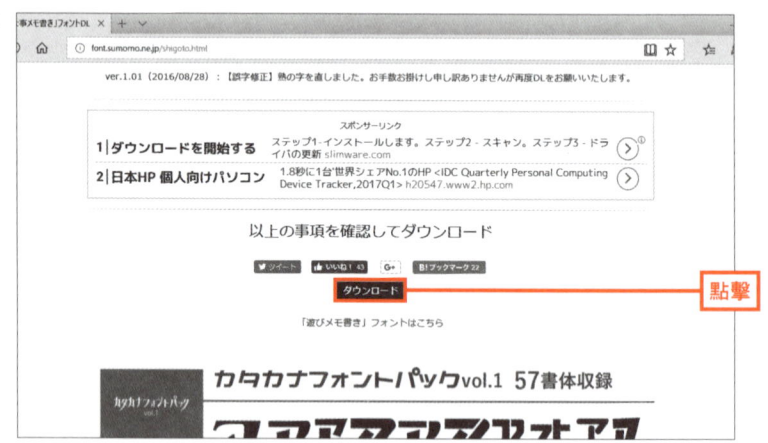

2 稍微往下捲動網頁，點擊「下載」。

3 點擊「保存」。

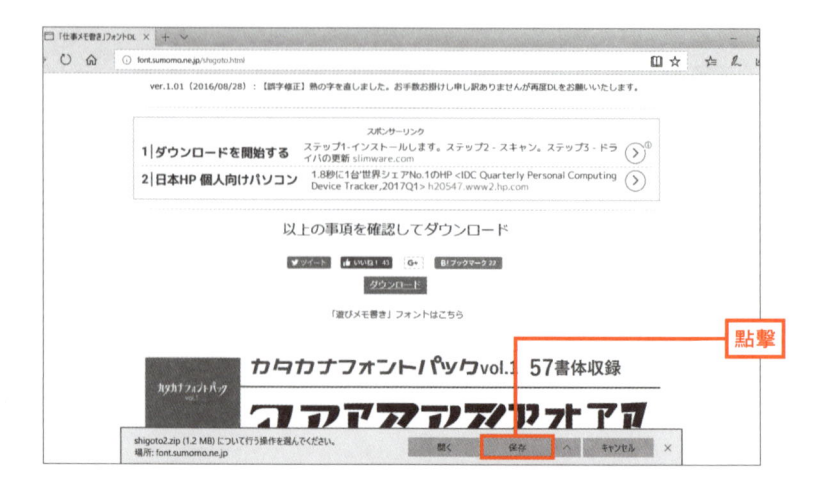

082

4 下載完成後,點擊「開啟資料夾」。

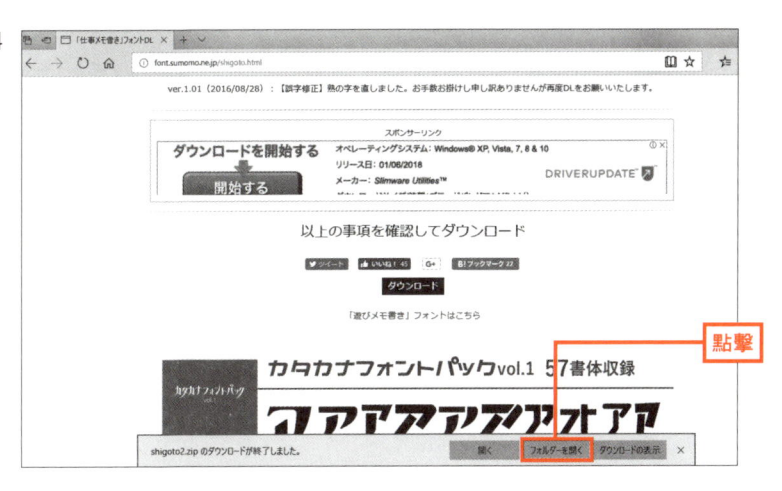

5 由於會自動選取下載好的檔案(在此情況下,為「shigoto2.zip」),所以要在檔案上按右鍵(❶)→選擇「解壓縮」(❷)→選擇「解壓縮到此資料夾」(❸)。

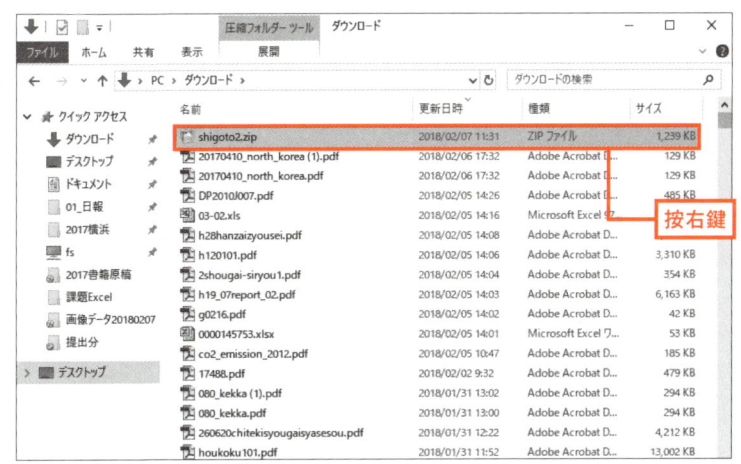

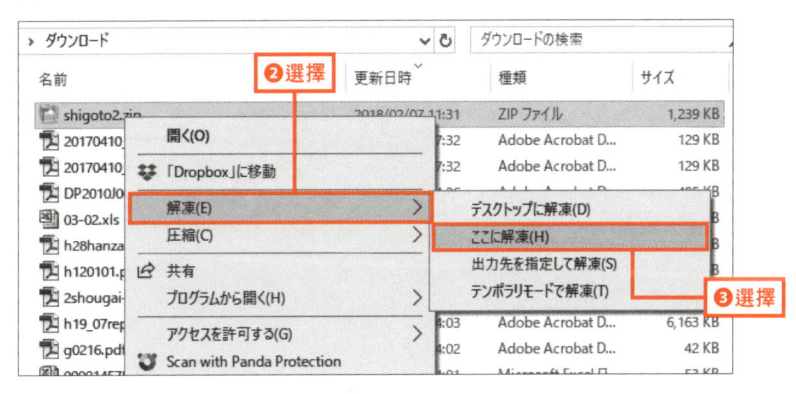

6 從打開的視窗中，尋找字型檔案（「圖示」為藍色的A，「類型」為TrueType字型檔案）。此時，要在「ShigotoMemogaki-Regular-1-01.ttf」這個檔案上按右鍵（❶）→選擇「安裝」（❷）。這樣就能完成使用新字型的準備。

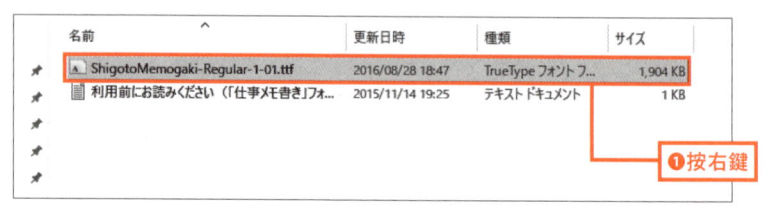

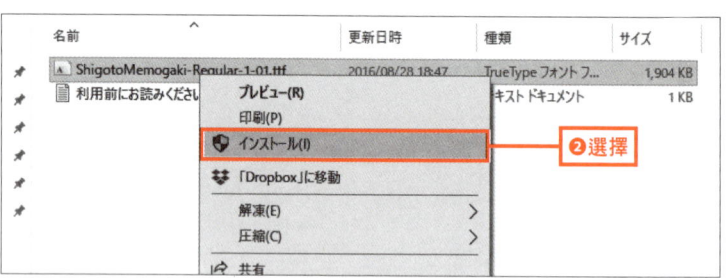

7 安裝好的字型和原有的字型，都同樣可以使用。在這裡，試著用其他字型製作的文件替換成新字型吧。透過Word來開啟工作手冊的檔案後，一邊按住「Ctrl」，一邊按下「A」。

8 只要從「常用（home）」功能中點擊「▼」（①），選擇「工作筆記手寫字型」，字型就會改變。

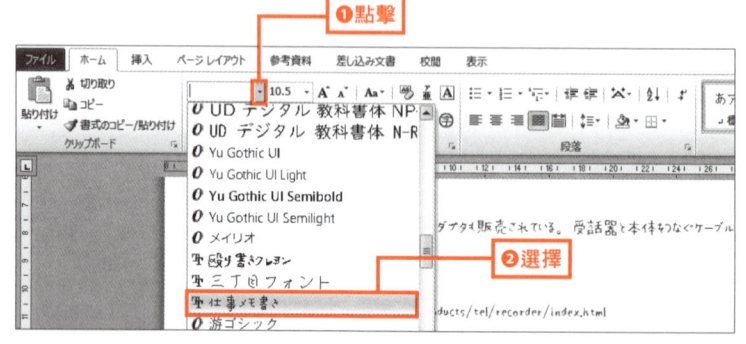

若不轉換成聲音，就無法理解時的對策

比較容易理解聲音資訊的人當然不用說，對於罹患ADHD，會被其他部分或其他頁奪走注意力，或是無法順利默念書籍的人來說，把文字轉換成聲音，有時會是一種有效的方法。

在職場上，如果可以唸出聲音，就唸出聲音來吧。也可以和上司商量，讓自己使用可以獨處的房間，像是休息室等。

如果可以把工作手冊帶回家的話，就在自己家裡，藉由唸出聲音來記住工作內容吧。此時，若事先錄音的話，之後就能當成自己專用的有聲版工作手冊來使用。

在智慧型手機的應用軟體當中，也有能夠朗讀文字檔案的軟體。如果工作手冊是Ｗｏｒｄ之類的檔案，就試著使用這類軟體吧。

件檔案傳送到iPhone中後，讓再iPhone朗讀即可。另外，在軟體朗讀文字檔案的步驟如下到困擾。使用智慧型手機的應讀的內容，也不會使周遭的人感吧。只要使用耳機來聽軟體所朗

朗讀軟體分成許多種。試著用「朗讀」來搜尋，尋找適合自己的應用軟體吧。由於也有能將聲音儲存成檔案的軟體，所以只要使用這種軟體，之後有需要時，就可以重聽。

若使用的是iPhone的話，iPhone原本就有朗讀功能。進入「設定→一般→輔助使用→語音內容」後，事先開啟「朗讀所選範圍」、「朗讀螢幕」的功能。然後，先選取文字，再從功能選單中選取「朗讀」，或是先讓想要朗讀的部分顯示在畫面上，再使用兩指從螢幕最上方向下滑動，就會開始朗讀。跟使用安卓系統時一樣，也可以先把工作手冊的文

件中，也有搭配Evernote或DropBox來使用的功能。

若只有紙本的工作手冊的話，首先就必須將其轉換成文件檔案。需要使用的是，具有OCR（文字辨識）功能的掃描軟體。

只要開啟「**文字掃描儀**」這套軟體，就會顯示出相機的畫面。使用此軟體來拍攝想要朗讀的整篇文章，拍攝時盡量不要讓畫面變得傾斜。畫面方向支援縱向和橫向。

只要能夠順利讀取，就能將圖片中的文字轉換成文件檔案。接著只要複製該內容，使用「T2S」等朗讀軟體來朗讀即可。

不過，這類掃描軟體的OCR功能仍在發展中。雖然精準度年

中，「**VoicePaper2**」這個朗讀軟體

第 2 章　設法改善「不擅長聽取指示」這一點

使用智慧型手機的軟體來朗讀文字檔案的步驟

1 首先，必須將Word檔轉換成純文字檔。作法為，從功能列的「檔案」中選取「另存新檔」，再從「存檔類型」中選取「純文字（*.txt）」，點擊「儲存」。

── memo ──
雖然圖片與特殊文字等會消失，但若要用於朗讀的話，是沒有問題的。

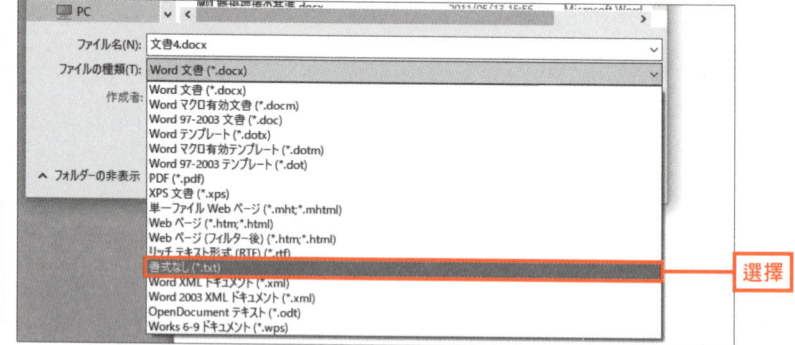

2 使用電子郵件或Google雲端硬碟等，將已儲存的檔案傳送給手機。

3 安裝朗讀軟體。在這裡，我使用的是名為「T2S-文字朗讀」的軟體。

4 開啟剛才傳送到手機中的文件檔案。

5 從文件檔案中複製想要朗讀的部分（❶）。若想要朗讀所有文章的話，就長按文字，從複製選單中點選「︰」符號→「全部選取」（❷）後，再進行複製即可。

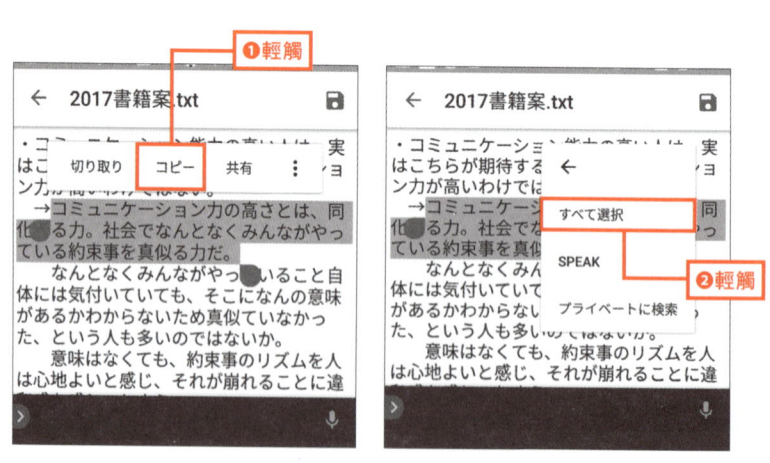

6 開啟「T2S」，將剛才複製的內容貼在中央的空白部分，接著只要輕觸播放按鈕，就會朗讀。

── memo ──
從右上角（或右下角）的齒輪符號中，可以進行「朗讀速度、男聲・女聲」等設定。最好事先調整成自己聽起來較舒服的設定。

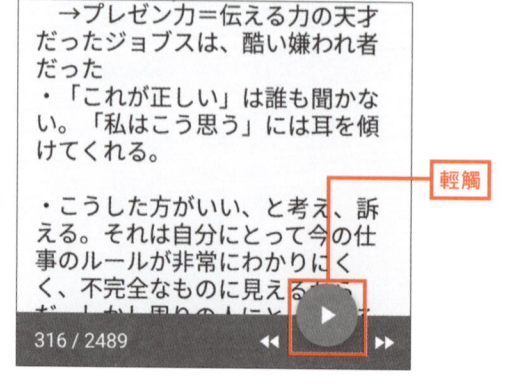

第2章 設法改善「不擅長聽取指示」這一點

年都在提昇，但不管怎樣，還是會出現辨識錯誤的情況。

一旦變成手寫文字的話，無論文字有多好看，都很難正確地辨識。把紙本的工作手冊也放在手邊，一邊閱讀文字，一邊聽聲音，應該會是個好方法吧。出現明顯很奇怪的讀法時，只需要確認該部分。

依照軟體種類，辨識精準度會有所差異，所以也可以使用「OCR」來搜尋，嘗試使用各種軟體，試著尋找適合自己的軟體吧。

若是iPhone的話，可以使用【CamScanner】這個具備同樣功能的免費軟體。另外，雖然要付費，但還有一個名為【Voice4U TTS】的軟體。這個軟體原本就是為了協助障礙者而研發的。在「Voice4U TTS」中，整合了掃描．OCR．朗讀

的功能，透過這1個軟體，就能處理從拍攝到朗讀的事項。

無法照順序閱讀說明書，或是專注力不持久時的對策

明明打算照順序閱讀說明書，但卻在不知不覺中，變成在閱讀其他部分。或者是，當頁面中塞滿了說明時，就會無法持續保持專注。當1頁中的資訊量太多時，就容易發生這類情況。尤其是在最近，業者很在意紙張的成本，傾向於盡量將資訊塞進1頁中。舉例來說，如果是如同左下圖片這種說明書的話，資料量當然不用說，而且也會讓人覺得「不知道該從哪裡看起」吧。

對策為，即使要奢侈地使用很多紙張，**也要將其改造成讓自己容易閱讀的說明書**。作法如同下頁，很簡單。

當1頁中的資訊量太多時，就會不知道該從哪裡看起。

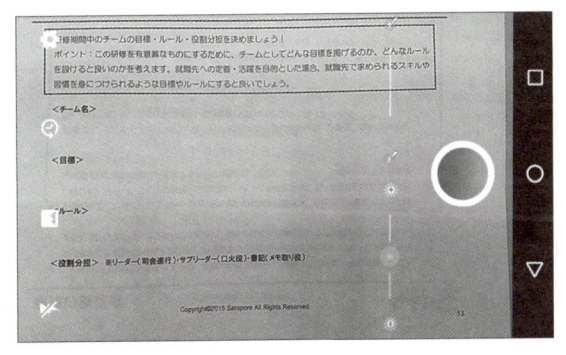

只要使用「文字掃描儀」來拍攝文件，就能將圖片中的文字轉換成文字檔案。

087

自己專用的說明書的製作方法

1 首先,影印一份自己專用的說明書。此時,若原本的說明書為雙面印刷,全部都要改成單面印刷。若說明書是由5張雙面印刷的紙(10頁)所構成的話,改成單面印刷後,就變成需要10張紙。

2 影印完後,就依序用剪刀來裁切。

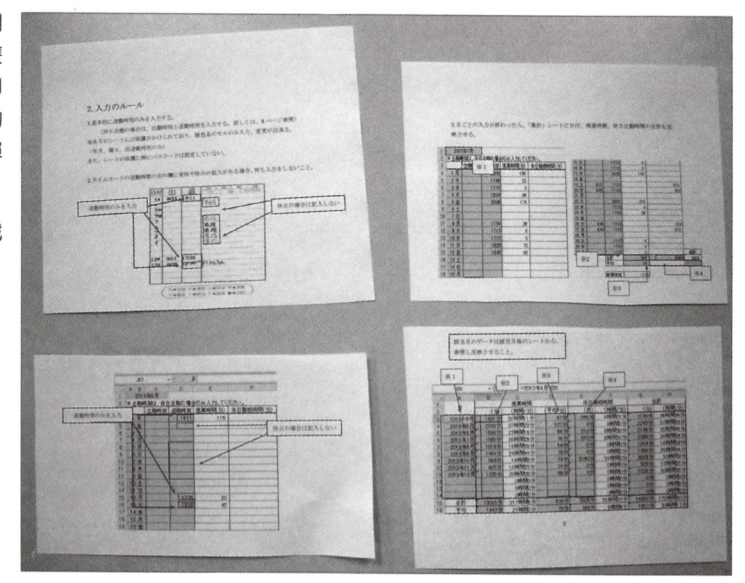

3 接著,可以直接用釘書機來固定左下角,也可以一張張地貼在其他紙張上。藉由減少每頁的資訊量,就能避免「視線分散到其他部分」或「注意力被其他部分奪走」這類情況發生。編輯時,要避免搞錯順序。

─ memo ─
如果有Word檔案,而且也有電腦可以用的話,也可以先複製該檔案,再編輯成自己專用的檔案即可。

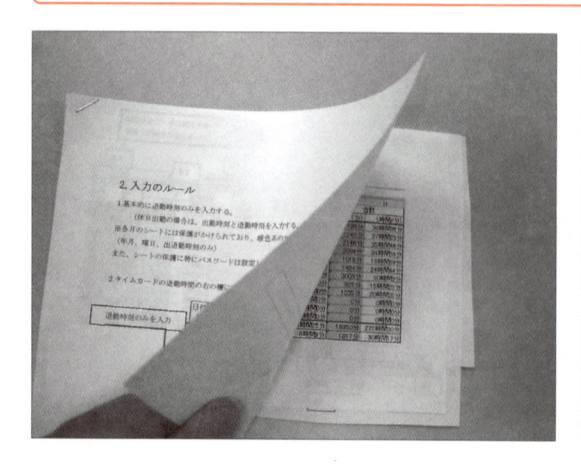

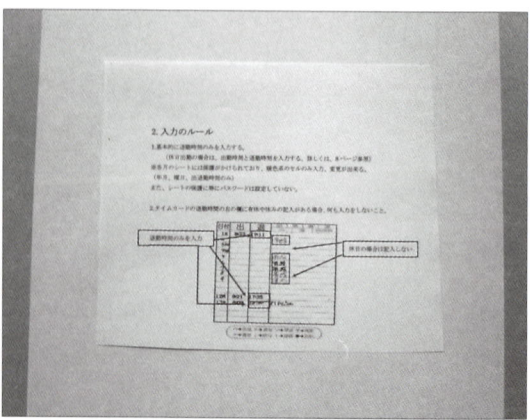

088

第 3 章

搞不懂溝通時的商務禮儀

身為社會人士的禮儀

與其他公司的人打招呼和交換名片，這類商務禮儀不僅是為了自己，也會直接與公司的利益與形象產生關聯。只要事先了解流程，就能進行練習，在向前輩學習時，也會比較容易掌握重點。

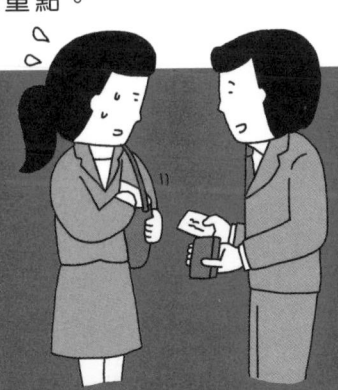

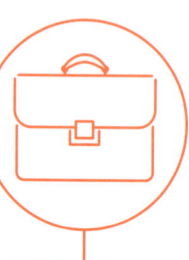

雖然想打招呼，但搞不懂時機和規則

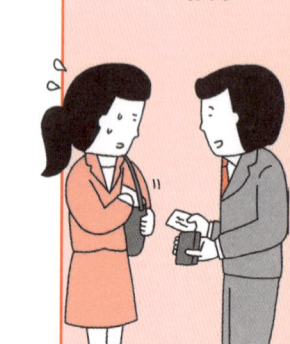

對策
- 記住問候語的選擇模式吧
- 若會接觸到同事以外的人的話，要記住問候語的差異

實例 問候語的種類太多，不知道該選哪個

雖然總是覺得必須打招呼才行，但卻總是對「應該在什麼時機，使用什麼樣的問候語才對」感到猶豫。

以前我曾提起勇氣向同事打招呼說「你好」，對方卻一臉訝異，這件事成為我的心理創傷，讓自己變得愈來愈不敢開口。

原因 日語中的問候語的複雜規則

ASD的特徵包含了，不擅長溝通、**不知不覺中透過經驗所學到的內容較為偏頗**。

由於不擅長溝通，所以缺乏經驗，再加上學習到的內容較為偏頗，所以很少有機會能了解到，**潛規則或不成文規定之類的事情**。

而且，在日語的問候語和敬語當中，有許多這類潛規則。若沒有機會有系統地學習到這些知識的話，別說規則的內容了，連規則本身的存在都不知道。在這種情況下進入社會後，就可能會導致失敗。

另一方面，以ADHD患者的情況來說，其衝動性可能會使自己**無法依照禮儀或規則來行動**。不依照步驟來行動，像是「連招呼都沒打，就突然進入正題」等。若不改正這一點的話，就會固定將這種做法當成自己的步驟。

090

第3章 搞不懂溝通時的商務禮儀

解決方法
記住問候語的選擇模式吧

若在職場內，基本上只會和同事接觸的話，可以透過幾種模式來應付

雖然事實上，最好還是要記住打招呼的規則會比較好，但**只要事先記住基本的對話，暫且就能夠應付**。

在此章節中，先來學習與相同職場上的同事或上司打招呼的方式吧（參閱下頁）。雖說都是同事，但也分成很多種。在此情況下，即使是派遣員工、飛特族等隸屬於其他公司的員工，只要是一起工作的人，全都會視為同事。

若工作內容也會接觸到同事以外的人，要記住問候語的差異

在日本的問候語和敬語中，有「自己人的規則」。用於自己人的問候語，以及用於外人的問候語，會有所差異。只要把這一點應用在職場上，就能呈現出「用於公司內部（同事

依照使用對象來對問候語分類

	問候語的種類	同事・上司	公司外部的人
A（雙方）	早安	○	○
	麻煩您了（請多指教）	○	○
	打擾了、告辭了 （台灣：不好意思、我先走了）	○	○
B（公司內部）	我回來了 （台灣職場較不使用這類問候）	○	×
	歡迎回來、你回來了 （台灣職場較不使用這類問候）	○	×
	辛苦了 （台灣視情況可用於同位階的客戶）	○	×
C（公司外部）	總是承蒙您的照顧	×	○
	你好	×	○
	晚安 （在台灣，晚安有時帶有即將休息的意思，若用於社交場合，可用「你好」或視情況以「X先生／小姐」、「OO（對方名字）」替代）	×	○

091

向同事或上司打招呼的方式

到公司上班後

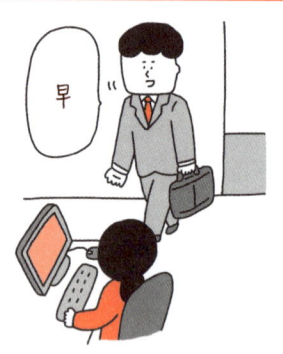

走進公司後,要很有精神地打招呼

上午

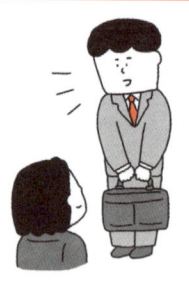

走進公司後,要向上午遇到的第一個人說「早」。除了走進辦公室時的問候語以外,每當與人碰面時,也都要打招呼

會經常碰面的同事

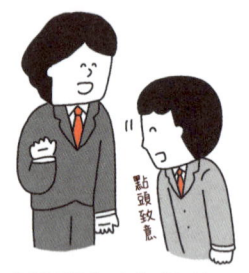

如果是在同一個房間內會經常碰面的同事的話,在遇到第2次之後,只要點頭致意即可

不會頻繁見面的對象

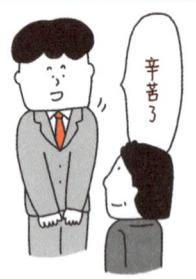

如果是不會那麼頻繁見面的對象的話,第2次見面要說「辛苦了」。見面3次以上時,只要點頭致意即可

下班時

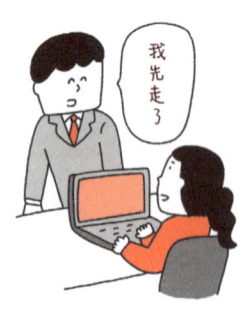

下班時,要說「我先走了」。朝著所有人說完後,每當個別地與同事擦身而過時,都要再說一次「我先走了」

向要下班的人打招呼

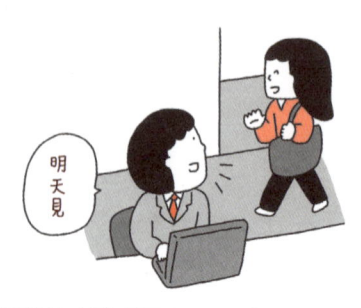

向要下班的人說「再見」、「明天見」、「Bye Bye」

我依照使用對象來分類，把經常使用的問候語列舉在P91的表格中。

在表格中，被分類成A類的問候語，無論在公司內部還是外部，都能使用。可以將B類和C類分別視為公司內部與外部專用的問候語。也要事先記住，依照對象，可以使用（○）還是基本上不使用（×）。

另外，在此情況下，即使是派遣員工、常駐在客戶公司的員工、飛特族等隸屬於其他公司的人，只要是一起工作的人，全都會視為「同事」。

關於除此之外的問候語，只要事先養成分類的習慣，將其分類成A‧B‧C其中一種，用錯情況應該就會變少吧。

向公司外部的人打招呼的時機

總是承蒙您的照顧	• 初次見面，交換名片時 • 在接待櫃檯告知對方自己已抵達時（包含在櫃檯講電話） • 透過電子郵件或電話來聯絡時
早安 你好	遇到見過一次面的對象，當天第一次打招呼時使用。大多會搭配「麻煩您了（請多指教）」等問候語 例「早安。今天要麻煩您了。」
好久不見	• 雖然至少有見過一次面，但距離上次見面已經過了3個月以上。遇到這樣的人時，一開始要這樣打招呼 • 寄電子郵件或打電話給3個月以上沒有聯絡的人時
謝謝	• 生意談完時 • 對方打電話過來，說完事情時
告辭了	• 告別時

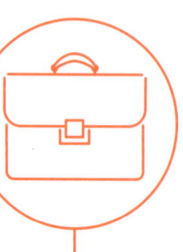

搞不懂拜訪其他公司時的規定

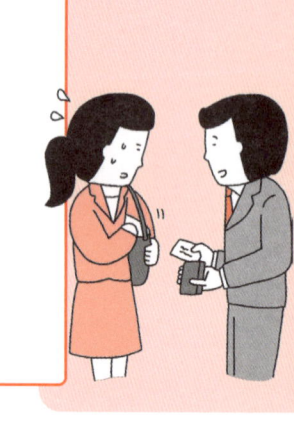

對策
○ 事先確實地做好事前的準備‧確認事項

實例 因為不知道拜訪對象所屬的部門而導致遲到

今天要去拜訪客戶的公司。雖然之前都只是跟在前輩後面，但這次是第一次獨自拜訪。

抵達目的地，打開印有公司名稱與標誌的大門後，接待櫃台處沒有人，只有一台電話。電話旁貼了一張表格，上面記載了業務部、總務部等部門名稱與3位數的編號。大概是要透過這台電話叫人出來吧。

我拿起話筒後，便在此時停下動作。那麼，○○先生是隸屬於哪個部門呢？

我慌張地走到外面，打電話給自己公司的前輩。

「不好意思，請問○○先生是哪個部門的人來著？」

「咦？之前應該有拿到名片吧。是業務部的業務2課喔！」

「啊，對不起。我身上沒有帶名片……」

「話說回來，應該到約好的時間了吧。這樣會讓對方等喔，快點過去！」

慌張地回到櫃台打完電話後，比約定的時間晚了10分鐘。雖然對方笑容滿面地回應，但也說了一句「我剛才很擔心」。

原因 很難只透過經驗來學習規定或禮節

現在有許多公司會透過新人培訓來教導工作禮儀與基本流程等。另一方面，也有許多公司沒有餘力去注重這類教育。

另外，若是中途錄用的話，這類禮儀與流程也會被視為「知道

094

第3章 搞不懂溝通時的商務禮儀

是理所當然的」，有時根本完全不會教這類知識。雖然錯過了應屆的就業機會，透過「中途錄用」才終於就職，但卻在不了解禮儀與工作流程的情況下，反覆遭遇失敗……這種情況也是可能會發生的。

尤其是，ASD患者**不擅長偷看他人的工作流程或禮儀來學習**。公司讓他跟在前輩底下處理某些工作時，主要意義在於，希望他能藉由觀察前輩的工作與聽取指示來掌握工作的流程。拜訪其他公司時，讓他跟在前輩身旁的用意也一樣。即使有會議記錄負責人等工作，但主要目的還是學習。

不過，ASD患者**在面對自己沒興趣的事物時，容易變得漫不經心**。即使好不容易有跟在前輩身邊學習的機會，但若沒有去留意工作流程和禮儀的話，就會在什麼都沒學到的情況下結束。結果，獨自拜訪其他公司時，才發現自己不知道流程。或者是，連規則或禮儀的存在本身都不知道，即使知道，也不覺得很重要，而是會忽視那些規則和禮儀，做出失禮的行為。

即使有注意到，想要學習規則和禮儀，但實際上，前輩並沒有幫忙補充重點，或是修改細微的錯誤。

在不知道什麼才是重點的情況下，也可能變得「以為自己懂了」，持續處於缺少知識或產生誤解的狀態。

ADHD患者最常見的問題為，由於沒有良好時間觀念，所以經常會遲到。另外，也容易出現**「因疏忽而遺失物品」、「沒有事先確認資訊」**的情況。由於不

Column

對於即使如此也無法解決問題的人

是否能透過自己的辦法或努力來適應環境，雖然這一點與障礙的嚴重程度也有關，但更重要的因素為，自己的傾向與環境之間會產生多大的分歧。無法透過努力或辦法來解決時，就必須改變環境，或是仰賴他人的支援。

發展障礙的原因並非不夠努力或缺少毅力。不過，由於這種障礙不易被周遭的人看出來，再加上失敗的結果與一個個的課題，也會被視為「大家都會遇到的事」、「個性上的問題」，所以非常不易被理解。

不過，若因為發展障礙而覺得很難在社會上生存時，絕對不必獨自承受。若覺得光靠自己的方法與努力，已經達到極限時，目前有幾個能夠尋求協助或建議的場所。

雖然用來協助發展障礙者的社會福利體系尚為完善，但其存在被人們所知道後，體系就會逐漸變得完善。若有必要的話，請有效地活運這些資源吧。

雖然也有人會對是否使用官方服務感到猶豫，但只要正確使用，就不必有任何顧慮。這是因為，你的煩惱獲得解決後，沒有人會因此感到困擾。

> **解決方法**
>
> 出發前的準備很重要

擅長制定計畫，所以無法順利做準備或約好與客戶見面，這一點也容易成為失敗的原因。

事項。

●日期和時間

再次確認拜訪的日期和時間是否無誤。

●要帶到對方公司的資料與電腦檔案是否有備齊

「慌張地列印出資料，卻發現頁數不齊全」、「明明有帶電腦，卻忘了把檔案放進去」為了防止這類基本錯誤發生，所以一定要確認。紙本資料最好依照種類，事先放入信封或資料夾中。

●名片、記事本、筆等物品是否有備齊

名片夾不是有拿就好，也要好好檢查裡面是否有裝名片。如果原子筆到時候寫不出來的話，會讓人很著急。最好先寫寫看，並帶幾支備用的原子筆。

因為墨水堵塞而使原子筆在重要時刻寫不出來，經常遇到這種情況的人，也許寫字力道較大。對於這些人，我推薦使用水性或高黏度墨水的原子筆。

外出時，要時常事先將一支原子筆插在胸前口袋上。以服裝儀容來說，插2支筆以上會不好看。事先把備用的原子筆插在內袋中，或是常備在包包內吧。

●檢查服裝儀容

出發前，要再次檢查服裝儀容。最好參閱P30的「服裝儀容檢查重點」。

●拜訪地點的地址和交通工具

雖然也可以仰賴智慧型手機或功能型手機，但在重要時刻也可能會出現「網路連線不穩、電池沒電」之類的情況。最可靠的方法為，將地圖和交通資訊列印出

> 事前的準備・確認事項

準備・確認的事項。

另外，也會介紹拜訪時應事先準備。

關於拜訪時的禮儀與慣例，總之只能先記住。在本章節中，我會說明最起碼應該知道的慣例・禮儀。

拜訪其他公司時，事前的準備很重要。要帶去的文件或商品當然不用說，對方公司的地址、交通路線、拜訪對象的相關資訊等，最好也要事先整理好。

在外出前，一定要先確認下列

096

外出前要確認的事項

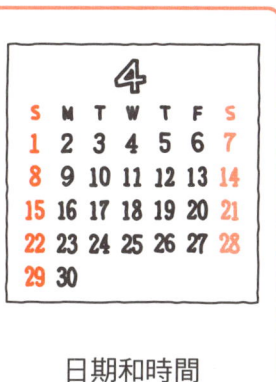

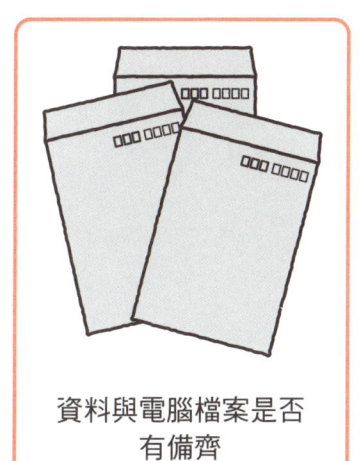

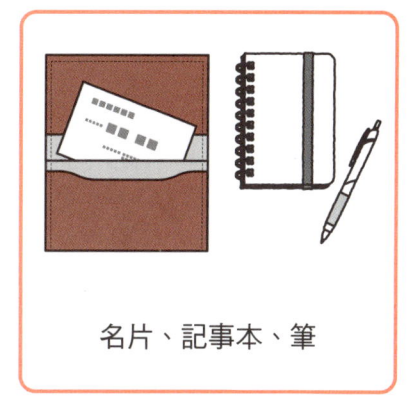

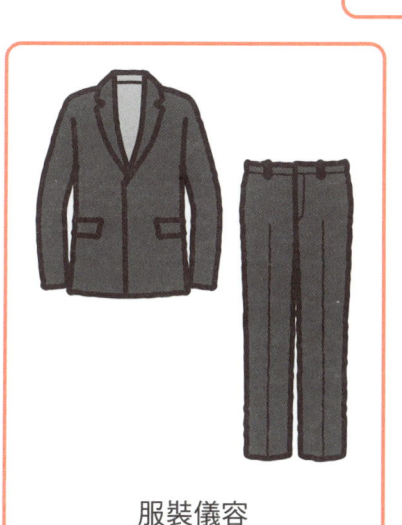

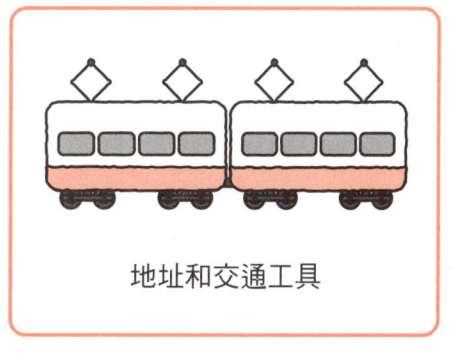

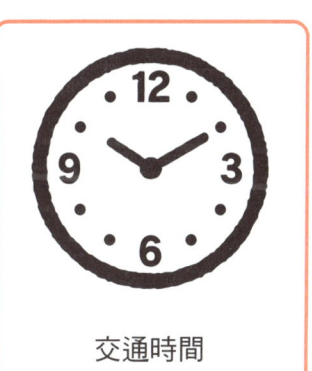

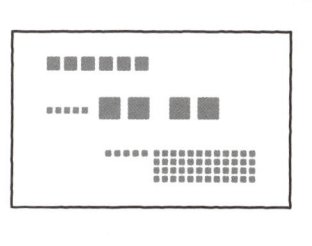

日期和時間

資料與電腦檔案是否有備齊

名片、記事本、筆

服裝儀容

地址和交通工具

交通時間

要拜訪的負責人的相關資訊

來，並帶過去。

另外，也要事先確認拜訪地點是總公司嗎，還是分公司或其他營業據點呢，以避免搞錯。

● 要拜訪的負責人的相關資訊

拜訪時，不僅要知道拜訪公司的名稱，也要事先調查並記下會見面的負責人的姓名、部門名稱、電話號碼。在接待櫃台請人傳達訊息時，負責人部門名稱和姓名是必要的資訊。若有事先確認電話號碼的話，因電車延誤等意外情況而遲到，或是無法前往時，就可以和對方聯絡。如果已經和對方交換過名片的話，事先把該名片放進名片夾中，是最簡單的方法。

● 事先調查包含走路時間在內的交通時間，推算出應在何時出發

只要使用Google地圖，就能大致推算出，包含走路時間在內的交通時間。然後再加上20～30分鐘的緩衝時間，事先算出應在何時出發吧。

舉例來說，使用Google地圖查詢，得知需花費30分鐘後，要再加上20分鐘，最好在約定時間的50分鐘前出發。

Google地圖的基本使用方法如下頁所示。

在電車班數較少的區域，要再調查得更仔細一點。首先，使用Google地圖來查詢，從距離目的地最近的車站走路到目的地所需的時間。假設從車站走到目的地需花費15分鐘，再加上約20分鐘的緩衝時間，就能決定抵達時間。假設約定時間為9點30分，就要使用轉乘指引來搜尋，讓自己能提前35分鐘（15分鐘加上20分鐘），在8點55分抵達最近的車站。

只要有智慧型手機或功能型手機，就容易產生「到當地再查就好了啊」這種想法，不過出門在外，也可能會遇到出乎意料的問題。只要事先把調查好的資訊彙整好，就能把交通時間用來轉換心情，即使遇到問題，應該也會有餘力來應付吧。

外出時，最好**事先把必要資訊彙整在1張紙上，並放進口袋內帶著走**。在印有拜訪地點的地圖與交通路線的紙上，事先以手寫方式寫上必要資訊，是最簡單的方法。

我在P102中，列舉出了「外出時的檢查表」的填寫範例。由於文件格式可以從網頁上下載（參閱P14），所以希望大家能活用。

拜訪前的禮節・慣例

Google 地圖的基本使用方法

1. 在Google地圖（https://www.google.co.jp/maps）中，點擊圖中的符號。

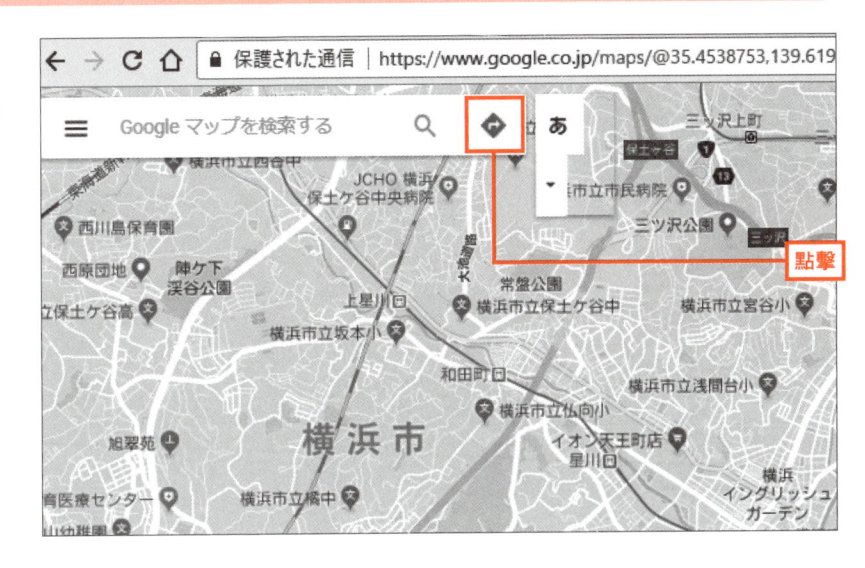

   點擊

2. 在圖片中的場所欄中輸入起點（❶）和目的地（❷）。舉例來說，可以輸入場所的名稱，也可以輸入地址。如同範例那樣，出現好幾個候選場所時，可以從這些場所中選擇目的地（❸）。

   ❶起點
   ❷目的地
   ❸從候選場所中選擇

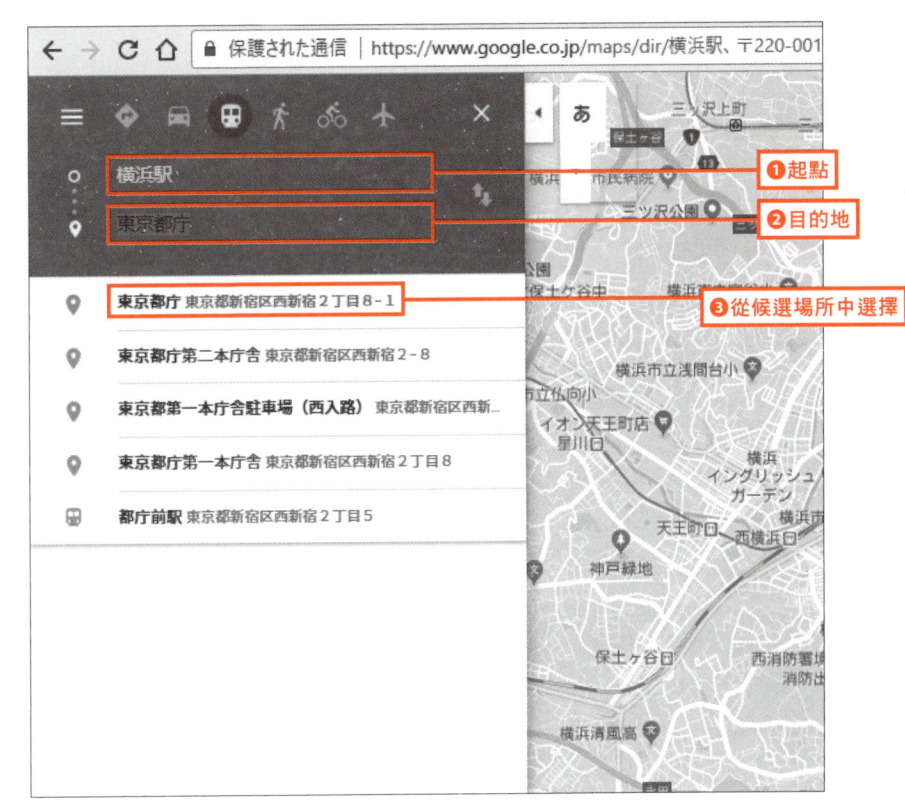

3 畫面上會顯示出從起點到目的地的候選路線。

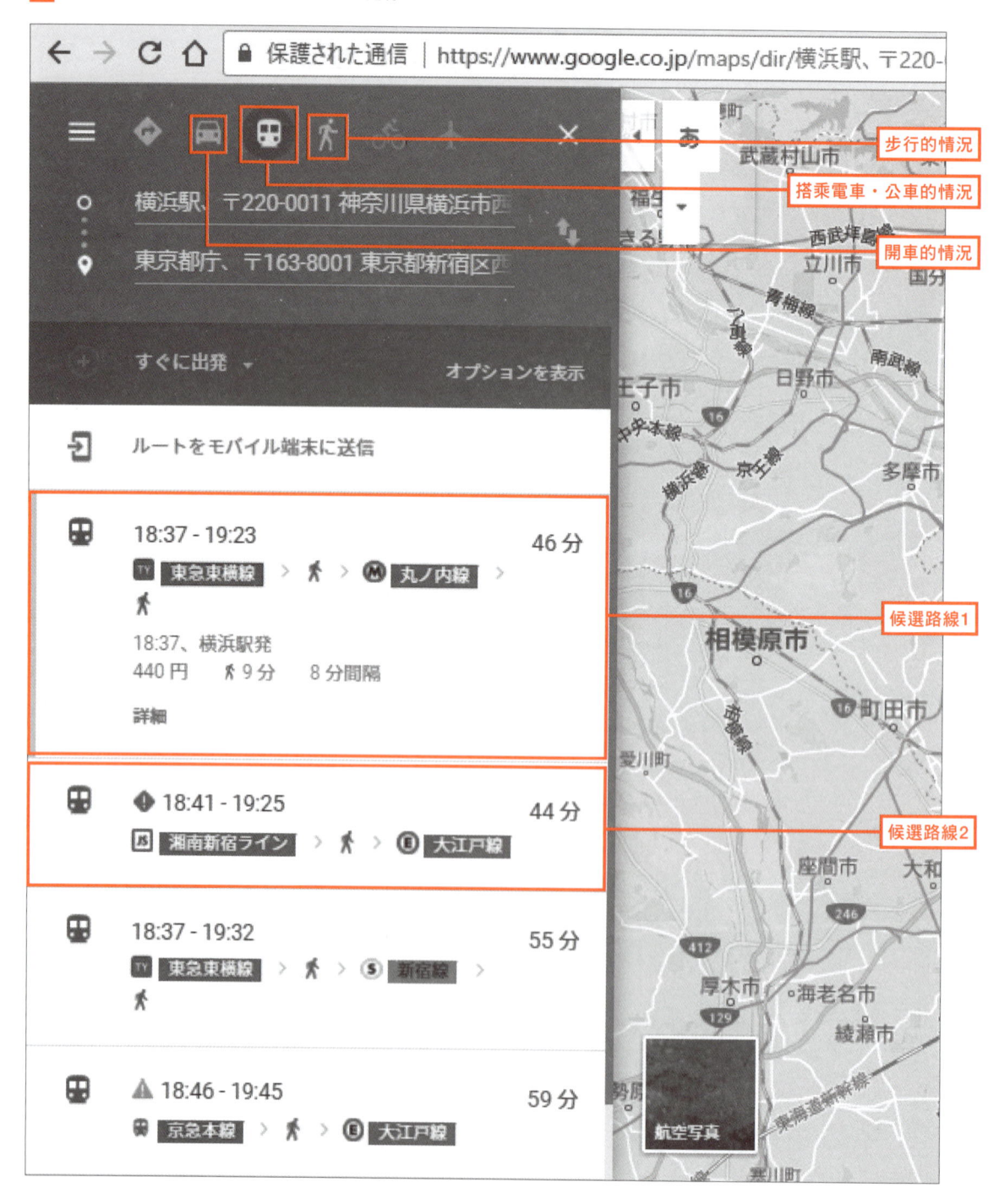

- 步行的情況
- 搭乘電車・公車的情況
- 開車的情況
- 候選路線1
- 候選路線2

當拜訪地點是對方的公司或商店時，前往接待櫃台前，要確認以下事項。

● 在玄關前脫下外套，讓外套內外反摺，掛在單手上

讓外套內側露出來的意義在於，不要在室內散布外套外側的灰塵。我們可以說，在這項禮節中，比起實際效果，更加重視那種心意的表達。

● 包包是手提型就用手拿著

以男性來說，首先要選擇可以手提的商務包。雖然平常可以使用2way或3way的包包，掛在肩膀上，或是背在後面，但要拜訪其他公司時，請改成手提吧。斜背用的背帶若可以拆卸的話，就先拆下來吧。即使是托特包，男性也要用手提著。

以女性來說，若只有肩背包的話，照樣背著，但要避免斜背，請事先背在右肩或左肩上吧。若是托特包的話，就事先掛在手臂上。

● 事先將手機設定成靜音模式

由於對話時不能讓手機響起，所以一定要事先將手機‧智慧型手機設定成靜音模式。

● 最後要簡單地檢查服裝儀容

再次檢查「夾克上是否有灰塵或頭皮屑、白襯衫的下襬是否外露」等事項。另外，也要檢查鞋子上是否有泥沙、污垢等，若有的話，要事先用面紙擦乾淨。

● 只要事先採用摺疊傘來作為雨具，就不用煩惱要怎麼處理

在雨具方面，只要事先把總是裝在塑膠袋中的摺疊傘放在包包內，用完傘後，就可以先裝進塑膠袋中，再放進包包內。市面上也有在販售不會讓水漏出來的傘套，平常只要把摺疊傘放進傘套中帶著走，就會很方便。最好試著用「傘套」來搜尋看看。

使用長傘時，最好老實地詢問拜訪地點的人，雨傘要放在哪裡。如果有透明塑膠傘套或雨傘除水器的話，請務必要使用。最好要避免「將濕透的雨傘帶進去，弄濕會議室的地板」這類情況發生。

從在接待櫃檯說明來意到進入房間‧就坐的步驟

與對方約好後，要拜訪其他公司時，首先要在接待櫃檯，傳喚對方過來。依照公司，有的接待櫃檯會有接待人員，有的則只會擺放電話。無論是哪種情況，基本上都一樣。從抵達接待櫃台到

101

第3章　搞不懂溝通時的商務禮儀

外出時的檢查表的填寫範例

約定的日期和時間：	3 月 7 日（三） 10 時 00 分（在10分鐘前抵達！）
目的地	
	公司名稱：——
	地址：東京都新宿區西新宿　　　　　（最近的車站：都廳前站）
	建築物名稱：東京都廳　　　　　　　（　2　樓）

> 雖然也可以如同圖中那樣，貼上裁剪好的地圖，但先列印在另一張紙上，再用釘書機來固定會比較簡單。

地圖‧路線

■新百合丘　第5‧6月台發車
│　小田急線準急列車（新宿方向）
│　08:40-09:15
│　308日圓
◇新宿　第7月台發車（等待9分鐘）
│　行經都營大江戶線都廳前站（光丘方向）
│　09:24-09:26
│　174日圓
■都廳前站　第4月台進站

> 事先透過轉乘指引來查好交通路線。由於在「jorudan」這個網站中，可以將搜尋結果轉換為文本（純文字資訊），所以能夠很方便地貼上資訊。

對方的資訊

　　公司名稱：○△×股份有限公司　　部門：技術研發部
　　姓名：犬山先生　　　　　　　　　電話：

攜帶物品：

☑ 報價單　　　　　　　　☐
☐　　　　　　　　　　　☑ 名片
☑ 記事本　　　　　　　　☑ 筆記用具
☑ 行事曆手冊　　　　　　☑ 手機

檢查項目：

☑ 頭髮是否整齊　　　　　☑ 鬍鬚、鼻毛是否有變長
☑ 夾克上是否有頭皮屑等　☑ 鞋子上是否有汙垢
☑ 指甲是否有變長　　　　☑ 是否有告知同事自己要外出

預計出發時間：
※起點到最近的車站需花費約15分鐘。到達站到目的地需花費3分鐘＋用來緩衝的20分鐘

預計　8　時　15　分出發

102

第3章 搞不懂溝通時的商務禮儀

就坐的步驟，如下所示。

① 在公司的一般接待櫃台的電話來告知，或是使用接待櫃台的電話來告知「總是承蒙您的照顧。我是○○公司的○○。我和業務部的××，約好了要在10點見面」。

依照「問候語→自己的公司名稱和姓名→來意（拜訪者的姓名）」的順序。

一開始的問候語為「總是承蒙您的照顧」（請依各地風俗民情調整為適當的問候語）。

關於來意，基本上要告知，想要傳喚的對象的部門名稱・姓名，以及約定的時間。

舉例來說，當對方說「下午都可以」，在沒有清楚地決定拜訪時間的情況下，要告知「我和業務部的××，約好要談論關於○○的事情」。

雖然知道要談論的事項與時間，但卻不知道對方負責人的姓名時，應告知「關於○○的事情，我和負責人約好要在10點見面」。

② 在等待傳喚者到來前，應在牆邊等候。若接待人員說「請坐著等候吧」，也可以坐在設置好的椅子上。

包包等物基本上要拿在手上，但實在很重的話，也可以放在地板上（不能放在桌子或椅子上）。應避免放置會在地板上攤開來的物品。擺放包包等物時，也要使其立著。

有時也會由「接待人員直接帶往會客室」。在這種情況下，要跟在帶路者後方，保持約2m的距離，聽從指引。只要沒有被催促，就不要主動與帶路者並肩行走，或是超越對方。

被帶進房間後，當對方說「請在此處等候」，且沒有特別指定座位時，要坐在靠近入口的位置。當對方說「請往裡面移動」，並指定座位時，就聽從指引。在坐著等候的這段期間，要事先從包包中取出資料、記事本、筆、名片夾等必要物品。

③ 看到傳喚對象走過來後，（即使坐著）要站起來迎接。在接待櫃台附近等候時，若之前有將包包放在地上的話，就要重新拿起來。在大廳等很寬敞的場所時，不要只是等待對方過來，而是要主動走過去。

若被帶到會客室內等候時，同樣要起身迎接。不過，此時可以不用重新拿起放在地上的行李。

若與對方是初次見面，要使用的問候語為「我是○○公司的

□□，請多指教」。若並非初次見面，只要說「感謝您抽出時間來」即可。

此時，若對方要拿出名片的樣子，自己也要立刻從名片夾中取出名片，與對方交換名片（關於交換名片的步驟，請參閱「搞不懂交換名片的方法」這個條目）。

④ 被帶到會客室後，將包包放在自己座位旁邊。關於座位的挑選基準，請參閱②

把包包立起來，放在自己座位旁邊的地板上。將外套折起來，坐下時，事先把外套放在臀部後方的位置。若有帶食物、飲料等伴手禮的話，就不要放在地板上，而是要從袋子中取出，事先放在桌子上。

放好行李後，要請負責人與自己交換名片。只要保持約1.5公尺的距離，並拿出名片夾，對方應

該就會察覺到自己的意圖。

※就坐時的注意事項如下所示

• 不要把手肘靠在桌子上或椅子的扶手上。

• 坐在椅子的正中央附近，將背部挺直，讓身體離開椅背。要刻意地讓上半身稍微向前傾。

• 對手部的擺放位置感到困惑時，就放在膝蓋或大腿上吧。若頻頻做出「抱著胳膊」的動作，或是手上拿著東西玩，會干擾對方專心說話。如果是說話時的肢體語言沒有問題，但若會讓人搞不清楚是手上拿著東西玩，還是肢體語言，就最好不要動。

• 若是男性，膝蓋的打開幅度要與肩膀同寬。若是女性，要事先將膝蓋靠在一起。讓雙腳平行地著地，並維持不動的狀態。不要讓腳後跟或腳尖翹起

來，也不要讓雙腿交叉。

拜訪時應特別留意的事項

在談話時，禮儀很重要。

ASD與ADHD各自特有的毛病會使人做出沒有禮貌的行為。由於這些情況沒有被記載在禮儀教科書中，公司的培訓課程中，也沒有預想過這類情況，所以在實際情況中，就會很容易導致失敗。藉由事先檢查自己容易出現的毛病，就能使人較容易去挽救這類情況。

● 挺直身子坐好，不要搖晃身體，或是頻頻變更姿勢

雖然不知道理由，但ASD患者的軀幹大多較脆弱，有時會無法保持固定姿勢，出現「搖晃身體，頻頻變更姿勢」的現象。由於這會讓對方留下「靜不下心來」

抵達拜訪地點後，應檢查的事項

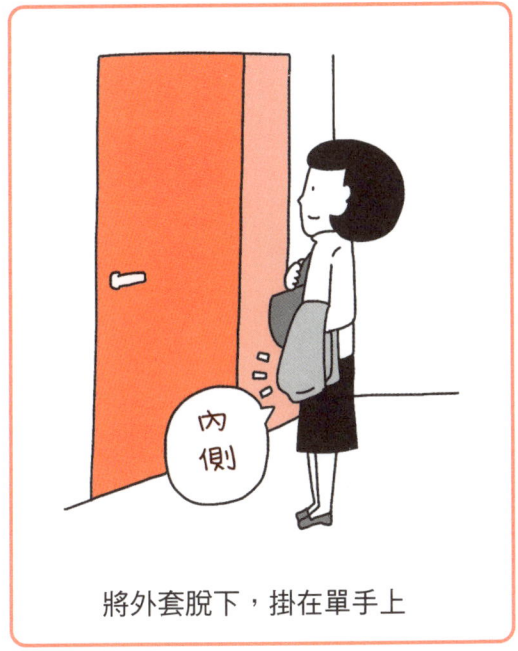

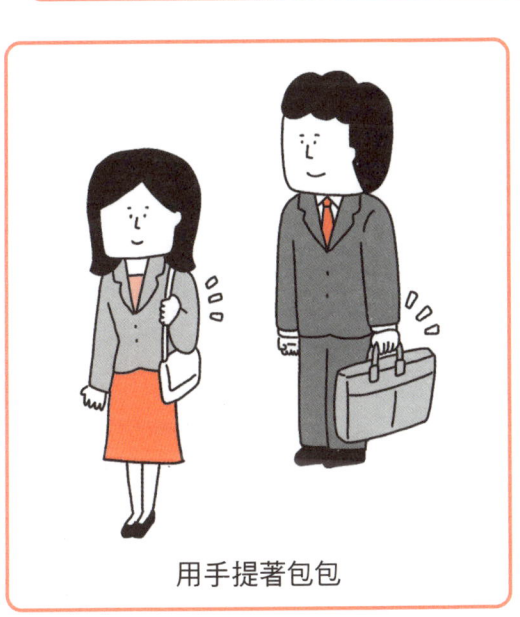

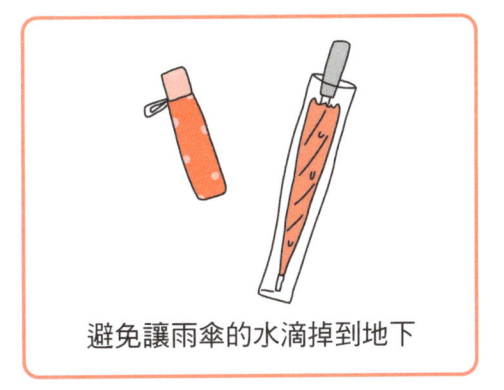

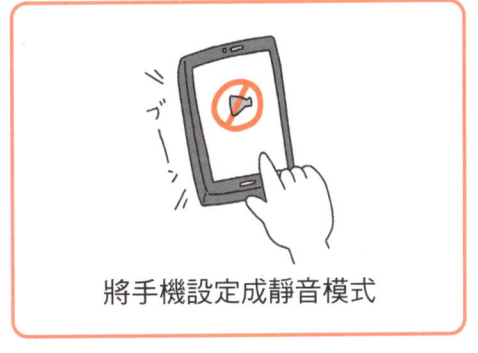

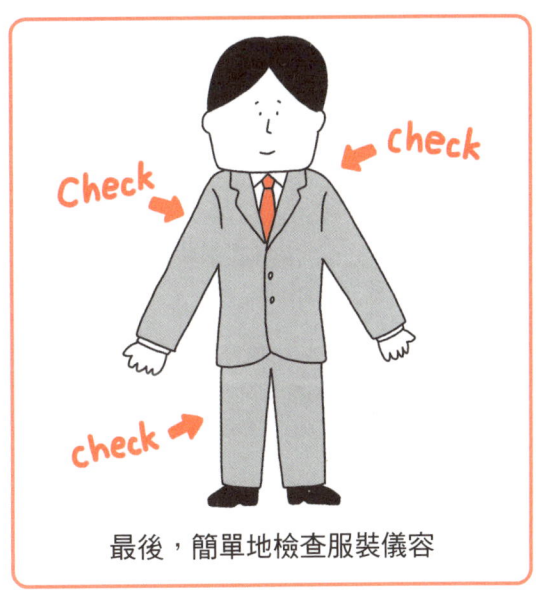

第3章 搞不懂溝通時的商務禮儀

將外套脫下，掛在單手上

避免讓雨傘的水滴掉到地下

將手機設定成靜音模式

用手提著包包

最後，簡單地檢查服裝儀容

從抵達接待櫃台到就坐的步驟

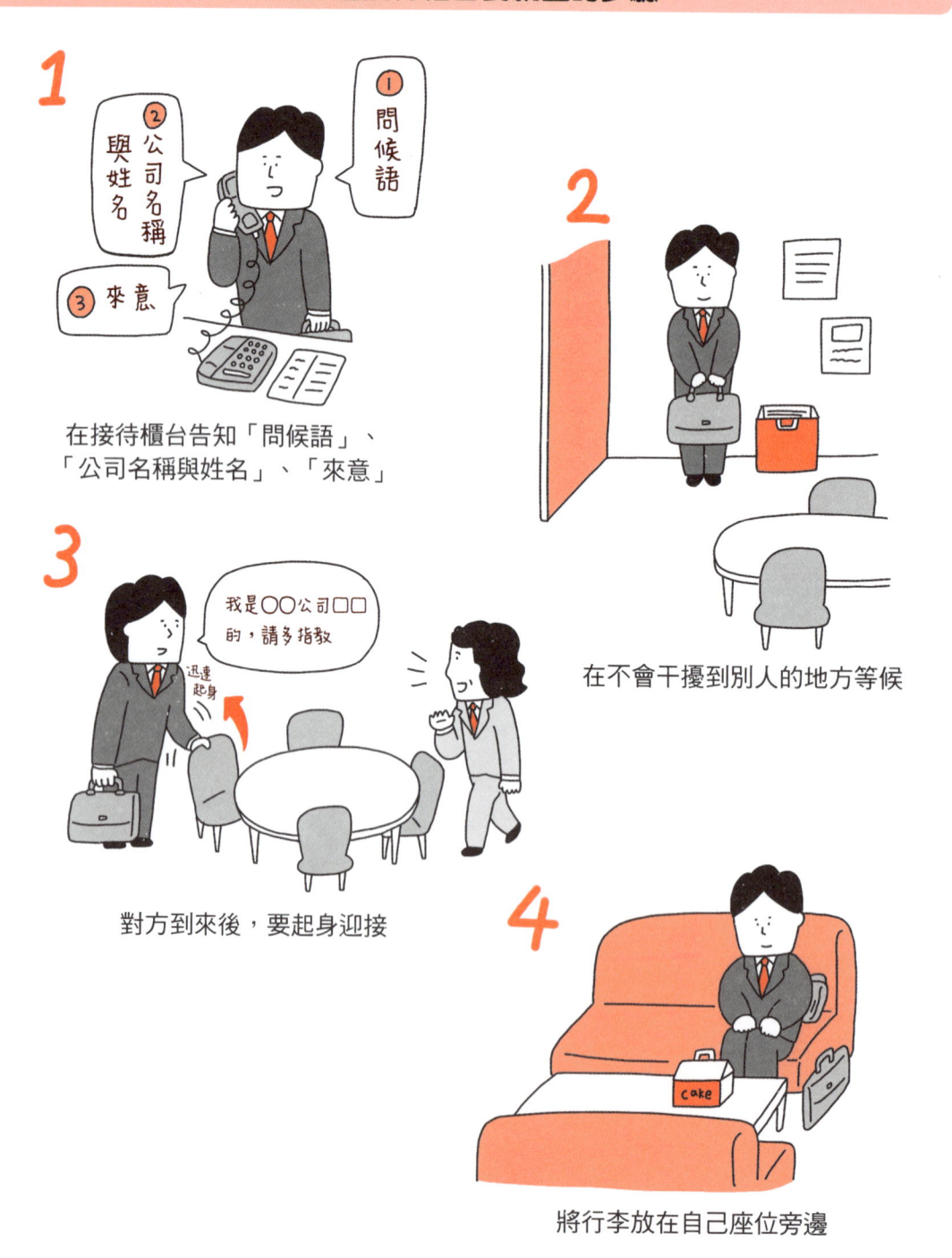

1

① 問候語
② 公司名稱與姓名
③ 來意

在接待櫃台告知「問候語」、「公司名稱與姓名」、「來意」

2

在不會干擾到別人的地方等候

3

我是○○公司□□的，請多指教

迅速起身

對方到來後，要起身迎接

4

將行李放在自己座位旁邊

106

第 3 章 搞不懂溝通時的商務禮儀

● **避免抖腳、手上拿著東西玩**

ADHD患者較常出現的情況為，抖腳或是手上拿著東西玩。即使對於本人來說，那樣做有助於讓自己保持專注，但對別人來說，反而會使人分心。「坐下時，要確實地讓腳掌貼在地板上」只要有注意到這一點，就不容易出現「抖腳」的情況。也可以事先擺出，讓慣用手拿著筆，另一手壓住記事本紙張的姿勢。若不是應該作筆記的情況的話，就事先把手放在膝蓋上。

件等物品放入此包包內，就不用擔心「文件受到其他物品的擠壓而變得彎曲」、「文件變得很難找」這類情況發生。另外，最好另外準備一組與常用物品相同的東西，像是名片夾、筆記用具、記事本等，並事先放入包包中。除此之外的物品，都不要放進這個包包內。

採用這個方法時，要避免「直接從家中前往拜訪地點」，或是「從拜訪地點直接返家」，拜訪專用的包包一定要拿回到職場內放好。若把該包包直接帶回家的話，就可能會使包包被用在其他用途上，失去了拜訪專用包包的功能。

● **包包裝得很滿的人，要另外準備一個拜訪專用的包包**

總是在包包內裝入各種物品，把包包裝得很滿的人，最好在職場內準備另外一個拜訪專用的包包。只要是能夠單獨立在地板上的商務包，即使是便宜貨也無妨。只要先把拜訪時要帶去的文

筆記而透過放在桌上的手臂來支撐身體」等。

● **對話時，要克制自己，不要用手去抓或觸碰臉部、頭部、身體**

雖然也不清楚這一點的理由，但ASD患者大多會有異位性皮膚炎或過敏症狀。亂抓身體，頻繁地摸自己的臉，還是會讓對方留下「靜不下心來」的印象。建議採取的對策為，事先在容易發癢的部位塗上保濕乳液或藥膏等。

的印象，所以請多加留意，將背部挺直吧。

雖然也常會因相同理由而把手肘靠在桌子或扶手上，但這樣做也很失禮。

為了避免做出失禮的行為，最好事先練習能夠自然地支撐身體的姿勢，像是「藉由把手放在大腿上來支撐身體」，或是「為了作

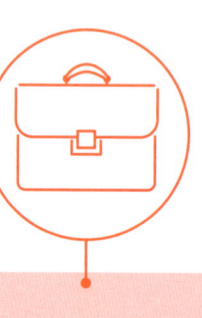

搞不懂交換名片的方法

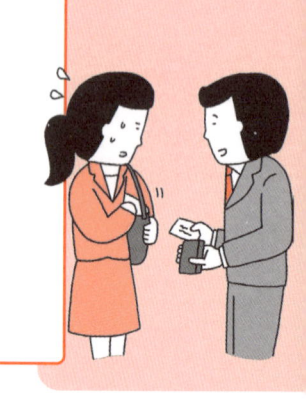

對策
○只要事先了解動作・規定，就能夠應付

實例　明明覺得自己能夠順利地交換名片

這是進入公司後，第一次拜訪其他公司。話雖如此，也只是跟在前輩身邊，自己只打算要打個招呼，做個自我介紹。大概就是要向客戶介紹公司的新人吧。儘管如此，由於是代表公司拜訪，所以在第一次交換名片時，無論如何都會很緊張。

對方的兩名負責人來了，我立刻把名片遞給眼前的人，並自我介紹：「初次見面！我是○○公司的△△！」接著，對方露出了微妙的笑容說：「啊，好的。請稍等一下。」然後取出名片夾，回打招呼。

第一次交換名片，順利成功了嗎……以為是那樣，但在回程途中，卻遭到前輩責罵：「我說你啊，你是新人，所以應該是我先遞名片才對吧。而且，你為什麼先跟那位較年輕的負責人打招呼啊。一般來說，應該先跟上司打招呼吧。那個人可是部長喔。」

沒有人教過我那種事啊……。

原因　交換名片時，不僅要注意動作，也有許多要注意的規定

名片的交換方式是商務禮儀書籍中一定會記載的項目之一。進入公司任職後，如果是以應屆畢業生的身分被錄用的話，在培訓等場合中，也許會有學習到的機會。不過，如果是中途錄用或派遣員工的話，就會在沒有那種學習機會的狀態下，開始處理工作。這與發展障礙無關，是任何

第3章 搞不懂溝通時的商務禮儀

人都可能會遇到的情況。

不過，若有ASD症狀的話，就會變得很難**立刻觀察前輩等人的做法，並仿效**。沒有人清楚地教導交換名片時的相關規定，就會很難透過經驗來理解。在一無所知的狀態下，實際與人交換名片，也可能會留下丟臉的經驗。

ADHD患者的情況也一樣。實際與對方見面時，既不會去注意前輩如何與人交換名片，也不會仿效前輩的做法，就那樣陷入同樣的狀況。

> 解決方法
>
> 只要事先了解動作・規定，就能夠應付

交換名片時的動作本身，只要在影音網站上搜尋，就能找到很多，所以請大家多加活用吧。只不過，當對方搶先遞出名片時，首先要收下，然後再重新遞出自己的名片。

要在Youtube中搜尋「交換名片」，就會出現很多能當作參考的影片。

訣竅並非觀看各種影片，而是**篩選出一部對自己來說最好懂的影片，並當作參考**。

觀看並比較過各種影片後，就會對各影片的動作之間的微妙差異與矛盾之處感到困惑，變得無法理解。由於無論是哪部影片，都會掌握重要的部分，所以只需一部好懂的影片就夠了。

在下頁中會說明交換名片時的重點，希望大家能將其當作參考。

交換名片時的規定

• **交換名片要選在「放好行李之後」的時機**

交換名片的時機大多會在「放好行李之後」。迎接訪客時，要先把訪客帶到座位上，等到對方放好行李後，再交換名片。自己拜訪別人時，也要等到被帶往座位，並把自己的行李放在座位旁之後，再交換名片。這是因為，交換名片時，必須空出雙手。

不過，這並非被嚴格制定的規定。依照情況，有時對方也會在接待櫃台前請求交換名片。當對方停下腳步自我介紹，並將手伸進外套或包包內，就是一種交換名片的信號。自己也要立刻取出名片夾。

• **基本上，自己要主動遞出名片**

交換名片時，基本上，自己要主動遞出名片，先記住這一點吧。順序只要依照下頁即可。不過，當對方是中途才進入房間的人時，若一開始錯過交換名片的時機，只要在中途的休息時間，或是說完話後，再一邊說「很抱

交換名片的動作

自己主動遞出名片時

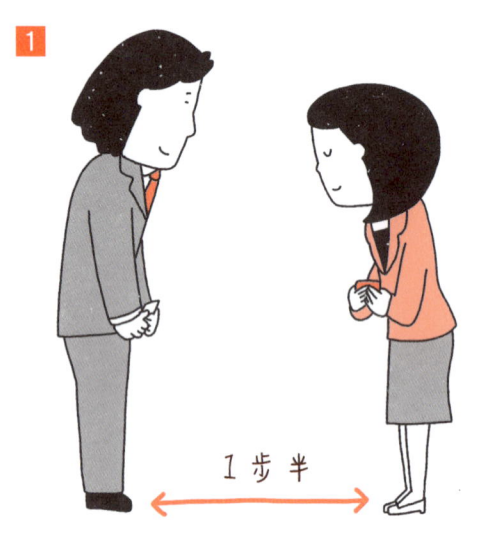

1

站在距離對方約1步半的正對面,拿出名片夾,向對方點頭致意。

2

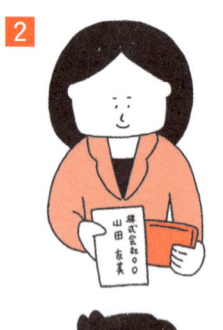

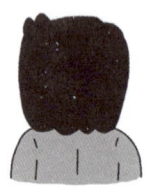

拿出1張名片,確認方向(由於要讓對方看到正確的方向,所以自己看到時,會變成上下顛倒)。

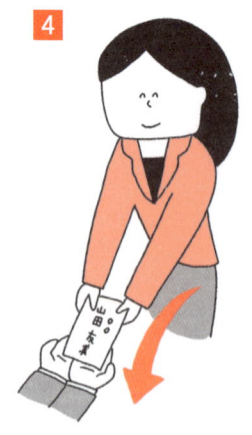

3

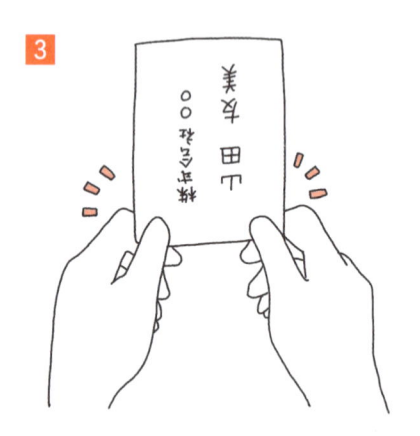

用拇指和食指夾住名片的短邊。

4

一邊向前一步,一邊順著從胸口畫出的拋物線軌跡,將手伸長,以「輕輕地放在對方手上」的方式,將名片拿到對方手邊。

---

memo

先暫且在對方面前進行確認後,再靠近對方,是為了顧慮到對方的個人空間。將名片拿到對方手邊的用意在於,讓對方不用往前走,或是伸出手來。而且,藉由順著由上往下的拋物線軌跡來遞出名片,能讓對方從容地配合時機來收下名片。若以直線軌跡來遞出名片的話,在時間上會太快,使對方不易配合時機。

5

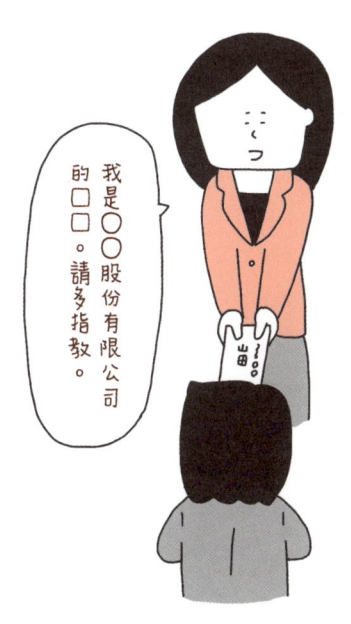

一邊遞出名片，一邊自我介紹：「我是○○股份有限公司的□□。請多指教。」

6

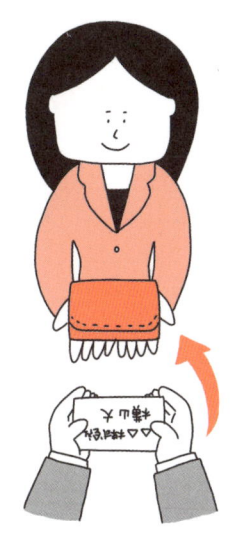

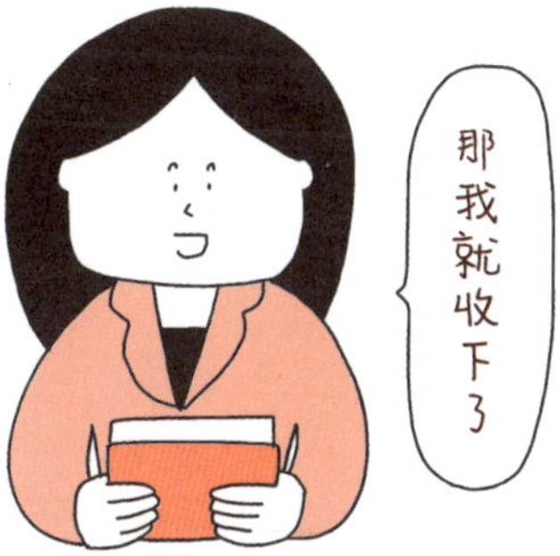

在相同的站立位置上，收下對方的名片。收下名片時，要把自己的名片夾墊在底下，用雙手收下名片。

— memo —
當雙方都同時遞出名片時，要先收下對方的名片，再重新遞出自己的名片。

7

由於對方也會進行自我介紹，所以在聽完對方說話前，雙手要一直拿著名片夾＋名片。等到聽完後，再說「那我就收下了」吧。

— memo —
收到2張以上的名片時，名片夾上方會變得放不下。在此情況下，不得不直接將名片放在桌上。此時，要先依照對方的座位來將名片排好。

8

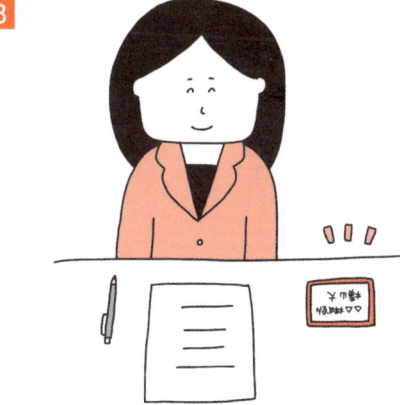

拿到名片後，不要收起來，直接將自己的名片夾墊在該名片下方，放在自己座位桌上的左手側。若突然想不起對方名字時，就可以悄悄地重看一下名片。

先收下對方的名片時

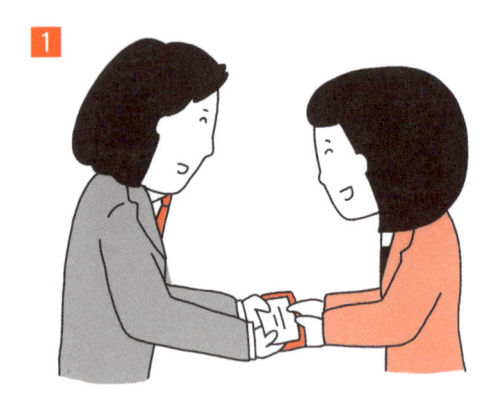

1

當對方先遞出名片時,就先收下吧。將自己的名片夾墊在下方,用雙手收下名片。

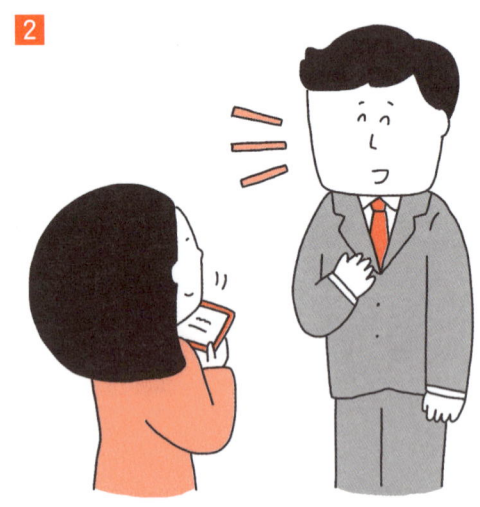

2

在聽完對方的自我介紹前,雙手要一直拿著名片+名片夾。等到聽完後,再說「那我就收下了」。

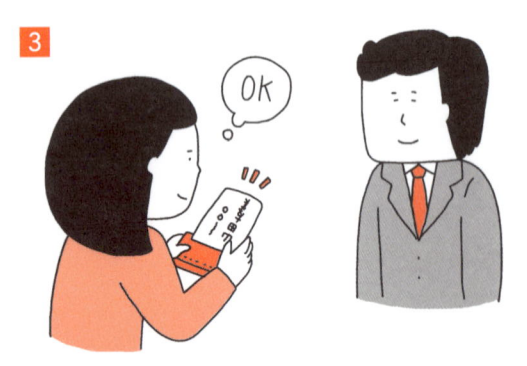

3

取出自己的名片,確認方向(由於要讓對方看到正確的方向,所以自己看到時,會變成上下顛倒)。

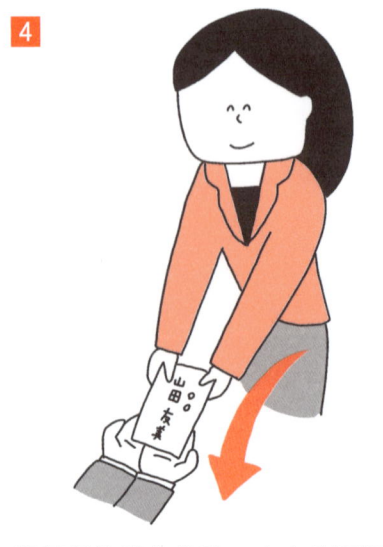

4

順著拋物線的軌跡,由上往下輕輕地遞出名片,放在對方手上。

112

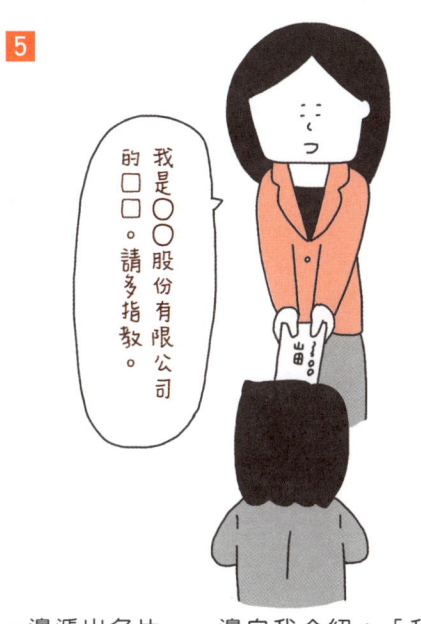

5 一邊遞出名片，一邊自我介紹：「我是○○股份有限公司的□□。請多指教。」

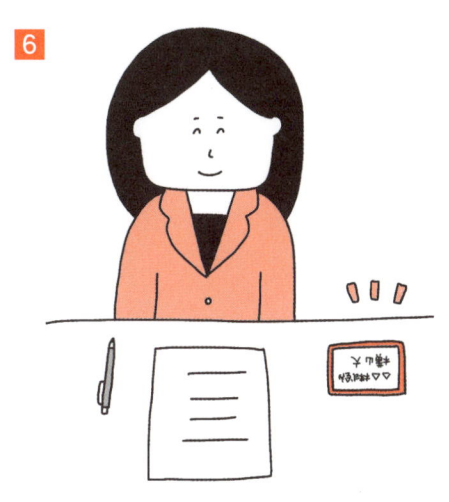

6 拿到名片後，不要收起來，直接將自己的名片夾墊在該名片下方，放在自己座位桌上的左手側。若突然想不起對方的名字時，就可以悄悄地重看一下名片。

交換名片時的順序

拜訪對方的公司時

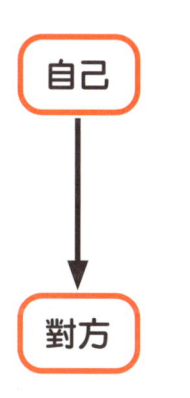

自己 → 對方

拜訪其他公司時，自己要先主動地遞出名片

與前輩或上司同行時

自己　前輩・上司
　②↘　　↙①
　　　對方

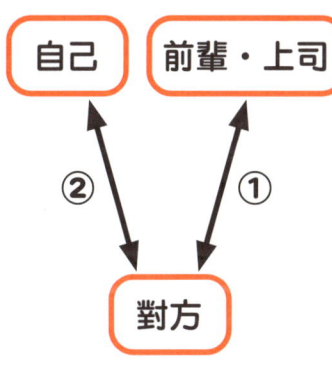

與前輩或上司同行時，要讓前輩或上司先和對方交換名片

當對方有2個人以上時

　　　自己
　①↙　　↘②
上司　　　對方

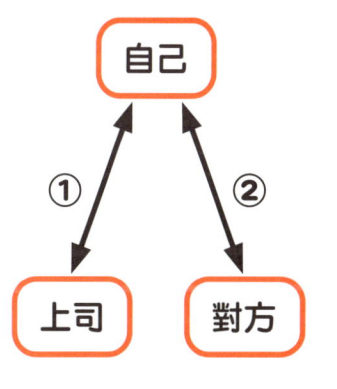

當對方有2個人以上時，要先和地位最高的人交換名片

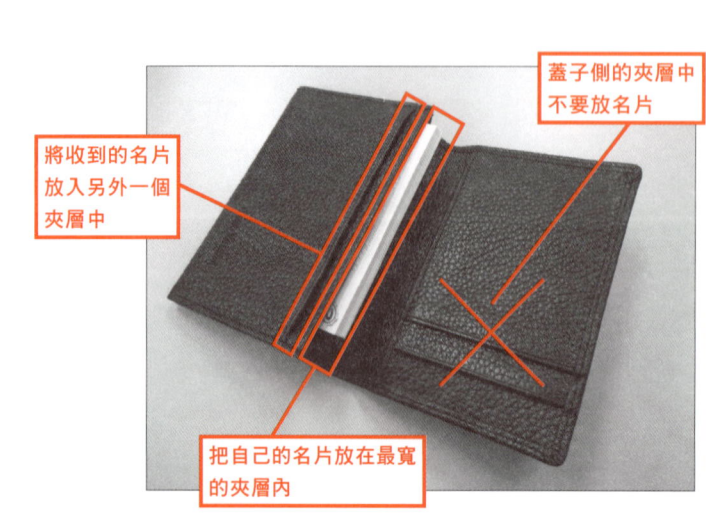

歉，那麼晚才跟你打招呼」，一邊遞出名片即可。

由身分地位較高者先交換

無論是自己還是對方公司，這一點都一樣。如果是和前輩或上司同行，要讓前輩或上司先和對方交換名片。輪到自己與對方交換名片時，要先和對方地位最高的人交換。等到前輩或上司交換完名片後，站在後方等待的自己，也要請求相同的人與自己交換名片。只要事先記住這一點，就會很好懂。

不過，因為「有事耽誤而遲到」等情況，人數有時會無法立刻湊齊。在這種情況下，只先和有到場的人交換名片也無妨。

順便一提，在身份地位的排列順序方面，隸屬於相同公司的人當然不用說，職位愈高，地位愈高。包含自己公司在內，若有3間公司以上的人聚集在一起，且大家聚集的理由為某項工作時，愈符合訂貨方的公司的人，其地位愈高。

使用皮革製的名片夾

名片夾應選擇，黑色・褐色・藏青色・深紅色系，且**沒有什麼裝飾的皮革製名片夾**。雖然也有金屬製、塑膠製、布製等材質的名片夾，但避開使用這些產品會比較保險。依照對方或職業種類，有時光是那樣，對方就會覺得失禮。

雖然也可以使用價位在1000日圓左右的產品，但由於便宜貨的損壞速度也很快，所以一旦磨破，就要買新的來替換。若預算有3000日圓左右，就能買到耐用程度還不錯的產品。

在設計方面，主要夾層被分成2層的產品，會比較好用。在名片夾中，除了主要的夾層以外，有時蓋子的部分也會有夾層。不過，請不要把名片放進蓋子側的夾層中。這是因為，蓋子側的夾層較狹小，放入名片

將收到的名片放入另外一個夾層中

蓋子側的夾層中不要放名片

把自己的名片放在最寬的夾層內

第3章 搞不懂溝通時的商務禮儀

不要使用折到、有污漬的名片

使用乾淨的名片。

平時，要事先將大約20張自己的名片裝進名片夾內。

如果主要夾層有被分成兩層的話，就能夠把自己的名片和收到的名片分開放，所以會很好用。

以男性的情況來說，要事先將名片夾放在外套的左側內袋中。希望大家絕對不要把名片夾放在褲子的口袋中。這是因為，坐在椅子上時，名片可能會變得彎曲。若因清涼商務（Cool Biz）等原因而沒有穿外套，也可以事先在白襯衫的胸前口袋中。若會變得不好看的話，就事先放在位於包包內，且能立刻取出的口袋中。

以女性的情況來說，基本上會事先放在包包內。

把有污漬、折痕，或是角落部分受到擠壓的名片丟掉。務必要把名片裝進名片夾內。

平時要事先將大約20張自己的名片裝進名片夾內。

把名片裝進名片夾時，要留意方向是否一致。若事先放入的名片的方向都不一致的話，連續和好幾個人交換名片時，就可能會產生「以相反的方向遞出名片」的風險。

要自己列印名片時，只要輸入「公司名稱、部門名稱、姓名、住址、電話、電子郵件信箱」等必要資訊，就能製作出簡單的名片。

因位在出差地點等處而無法自由地使用電腦時，在「kinko's」這類個人也能使用的印刷店內，能夠以非常快的速度製作出名片。只要有1張原本的名片，就可以透過影印的方式來製作，速度會更快。此外，照相館等也有提供製作名片的服務，所以試著問問看吧。

明明隔天必須要用，但名片卻發完了！

明明隔天必須要用，但看了名片夾內一眼後，卻發現只剩1、2張。在那種緊急情況下，只要還有一天的話，就能夠應付。

只要有電腦和印表機，也可以考慮自己印。在家電量販店的列印紙專區，也有在販售用來列印名片的紙。在軟體方面，雖然也可以使用word，但若使用A-one公司所提供的「標籤專賣店」這套軟體，就會很簡單。不過，列印用紙也必須使用A-one公司的印用紙才行。

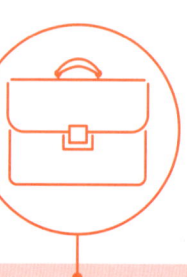

搞不懂自己的工作範圍

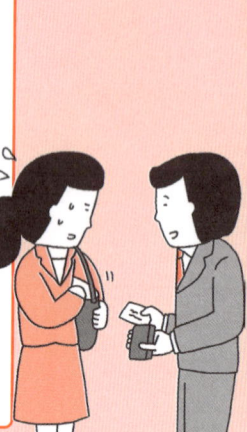

對策
- 把自己日常應做的工作，彙整在特別的資料夾中
- 對於上司直接交辦的工作，應確認具體內容
- 關於工作計畫，不僅要事先詢問工作方式，也要詢問時機
- 對於每項工作，都要確認自己的責任與權限的範圍

實例　出於好心而做的工作卻造成大麻煩

事務人員臉色鐵青地大叫：

「喂，是誰把伺服器的資料夾重新排列啦!?」

我一臉得意地回答：「是我。我覺得結構很凌亂，不好用，所以就整理了一下……」

「這種事情不是你的工作吧！原本檔案之間是有設定連結的，現在變得全都不能用了！」

「啊，這種事不要做比較好喔。」

「真是多管閒事啊！為什麼要那麼雞婆呢！」

據說，後來事務團隊內鬧得沸沸揚揚的，大家停下工作，花了半天時間才恢復原狀。自己只是想要有效率地把資料整理整齊，還以為會被人感謝……。

原因　若沒有明文規定的話，就不知道自己的工作範圍

因為出於好心而做的事情遭受責罵，或者是自己明明沒有收到指示，卻被說「那些事本來就是你該做的」。無論是ASD還是ADHD患者，有許多人都曾在工作中經歷過這種事。

一般來說，在日本企業中，雖然會依照部門來劃分工作，但對於個別的工作，大多不會分得很

116

清楚。解決的對策為，依照情況來配置管理者或負責處理的員工，或是讓現場的人員依照情況來採取適當的行動後再合作。

然而，一旦患有ASD的話，就**不易去注意別人**。因為即使在同一個職場上，患者也不在乎同事的工作方式，所以也無法向同事學習。

以ADHD的情況來說，**容易因自己的一時興起而做出衝動行為**，同樣缺乏向他人學習的觀念。對於ASD與ADHD患者來說，都很難透過「**氣氛**」、「**經驗**」、**個別的關係來掌握自己的工作範圍**。

結果，會因為出於體貼而做的事情而被說「不要多管閒事」，而且還反倒會出現「這明明是你的工作，為什麼沒做呢」這種失誤。如果我是當事人的話，即使那是徵才資訊中沒有記載，也沒

Column ①　與發展障礙者相關的就業制度，以及特例子公司

　　在目前的日本，全國的企業都有義務雇用障礙者。在這項法律中，規定「持有身心障礙手冊的員工，必須佔總員工人數的一定比例」。2018年，該比例從原本的總員工人數的2%提昇到2.2%。比例的提昇，是加上精神障礙者保健福利手冊持有人數後所形成的結果，而且雇用精神障礙者也實際成為企業的義務。人們認為，這項比例今後會持續增加。

　　許多想要履行雇用義務的企業，會舉辦限定障礙者的徵才。這種徵才被稱作「身心障礙者保障名額」。

　　在HelloWork（政府所設立的求職中心）中，會將障礙者專用的徵才服務與一般徵才服務分開來管理。伴隨著此制度，也設置了用來受理「考慮透過身心障礙者保障名額來雇用員工的人」的諮詢的窗口。

　　考慮透過身心障礙者保障名額來舉辦就業活動時，請試著到最近的HelloWork的櫃台，諮詢關於障礙者窗口的事項吧。

　　持有身心障礙手冊的人，可以應徵「身心障礙者保障名額的職缺」和「一般職缺」。即使應徵上一般職缺，只要向該公司報告自己持有身心障礙手冊的話，該公司為了滿足「身心障礙者保障名額」的人數，就會進行申請。

　　另外，在大型企業集團內，有時會為了雇用身心障礙者而設立特別的子公司。這種公司被稱作特例子公司。由於特例子公司的設立前提為，雇用身心障礙者，所以在企業內，大多會先研究關於身心障礙者的福利制度後，再設立。相對地，對員工來說，也能期待企業打造出對身心障礙者很友善的職場。

有人下達指示的工作,但只要觀察工作現場,就能了解到該工作應由誰負責。舉例來說,「以前擔任該職位的人會做那項工作」光是這一點,就足以成為「這是那個人的工作」的根據。

即使拜託上司清楚地告知自己的工作範圍,還是會有難處。這是因為,對上司來說,明天可能還會分派其他工作給自己。

基本上,如同周遭的人的做法那樣,自己只能藉由累積經驗來掌握自己的工作範圍。不過,若只是含糊地累積經驗的話,就會跟之前一樣。無論經過多久,都無法釐清自己的工作範圍。

> **解決方法**
> 對於交辦的工作,要具體地確認可交付成果。對於沒有直接下達指示的工作,則透過記錄的方式來累積經驗

必須要將「遭到責罵或提醒」也當成一項資訊來理解,有**系統地整理自己的工作內容**。

> 把日常應做的工作,彙整在特別的資料夾中

事先用透明膠帶來固定。只要沒有忘記資料夾名稱,使用搜尋功能就能找出資料夾。具體步驟如下頁所示。

另外,若是使用DropBox或OneDrive、Google雲端硬碟之類的線上儲存服務、Evernote或iCloud之類的雲端服務的話,只要事先儲存在該處,就會更加方便。

若是文書以外的工作等不會用到電腦的情況,準備1本專用的筆記本或資料夾,事先在封底寫上「工作管理」等。絕對不要將該筆記本或資料夾帶出去,或是帶回家。另外,也不要寫上「暫且保留」與其他資訊,或是把無關的文件夾在裡面。事先使用打孔機在筆記本或資料夾的邊緣打洞,並用細繩將其綁在書桌或置物櫃上。事先使用事務帶等細繩將其綁在書擋(可在百圓商店買到)

請事先將例行公事與上司所指示的工作,以及被提醒說「就算沒有人說,也應該要做」的工作等隨時記錄下來吧。

若是文書工作的話,就要**準備一個用來管理工作的資料夾,並寫上用途**。不管是電腦中的資料夾,還是紙本資料夾都可以。

如果使用的是電腦中的資料夾,要將資料夾命名為「我的工作」等,並事先放在桌面上。若電腦桌面容易變得很零亂,為了避免忘記,請事先把檔案夾名稱寫在便利貼上,並貼在電腦上吧,為了防止便利貼剝落,可以

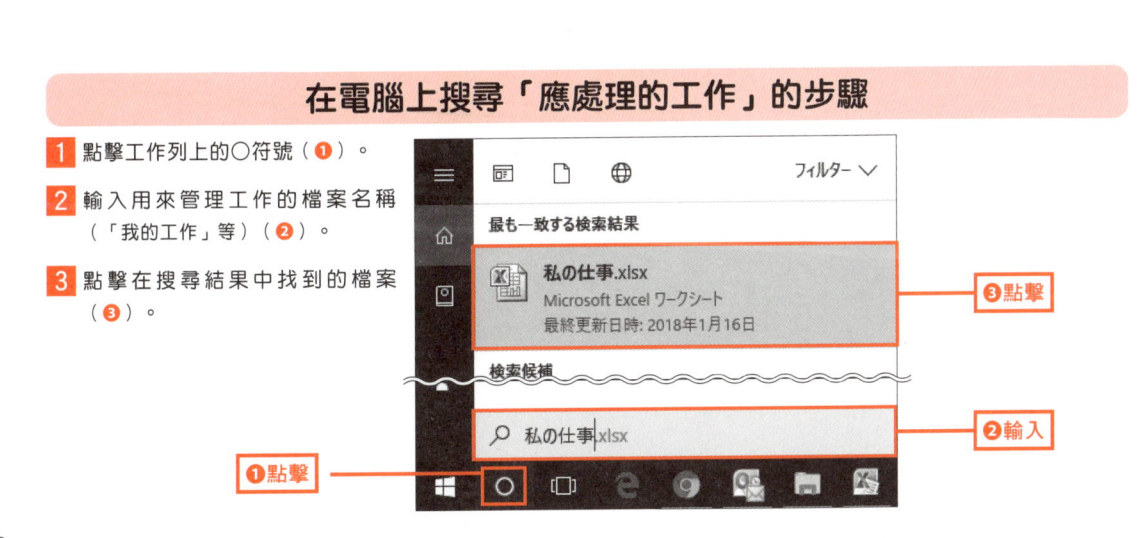

上，也是一種很簡單的方法。若有使用活頁筆記本的話，要先在最前面的頁面放入專用的補充內頁，然後再寫在上面。雖然也可以使用一般的橫線補充內頁，但我也很推薦使用彩色索引頁，直接寫在上面。既顯眼，又能夠立刻找到。

要記錄的內容大概是，工作名稱、截止日期、發生時機、關於該工作的報告對象、可諮詢者的姓名。也許有的人會想要把工作流程等詳細資訊也加到裡面，但那些要當成其他資料。這是因為，能夠以一覽表的形式來掃視自己的所有工作是很重要的。

一旦出現因沒有做而被提醒工作的話，好好地道歉後，請確認該工作的處理時機、報告對象、可諮詢對象吧。

每天早上，在開始工作前，都要概略地確認此一覽表。另外，

不知道該工作是否是自己應該做的工作時，也只要參閱一覽表就行了。

對於上司直接交辦的工作，應確認具體內容

對於上司直接交辦的工作，應事先清楚確認，**具體上要做些什麼，要達到什麼樣的成果**。希望大家也能參閱「明明是依照指示來做，卻被說『不對』」的項目。雖然也許也有不必事先確認的工作，但目前還不能著手處理那種工作。在處理沒有事前確認事項的工作時，請務必先向上司確認。

在電腦上搜尋「應處理的工作」的步驟

1 點擊工作列上的○符號（❶）。

2 輸入用來管理工作的檔案名稱（「我的工作」等）（❷）。

3 點擊在搜尋結果中找到的檔案（❸）。

「工作管理表」的填寫範例

工作名稱	截止日期・發生時機	報告對象・可諮詢者
每月結算	每月15日	課長
準備會議室	在早上確認今天的會議 直到開始前1小時	會議室預約者
檢查影印紙	早上首先要做的事、中午首先要做的事	總務相田先生
與物流業者溝通	物流業者來時	總務茂田先生
︙	︙	︙

關於工作計畫，不僅要事先詢問工作方式，也要詢問時機

即使沒有收到任何指示，也必須自己管理的工作之一，就是工作計畫。尤其是在事務工作中，有很多必須依照月度・年度與行事曆來定期完成的工作。

在學習一開始的工作時，往往會比較在意工作的步驟，不過關於進行這些工作的時機，也要事先好好地確認。當每月、每年的工作較多時，最好要**事先在自己的桌曆或行事曆手冊中寫上截止日期**。不要只寫上「下個截止日期」，有空時，請事先寫上1年份的所有截止日期吧。

對於每項工作，都要確認自己的責任與權限的範圍

經過以上流程後，能夠列成表格的工作，就會成為**自己負責的範圍**。反過來說，不屬於自己負責範圍的工作，只要沒有被直接委託，就不能去處理。自己負責的範圍，也可以反過來說是，具有「能夠由自己來決定與實行的權限」的範圍。

要注意的事項為，即使預定行程因外部因素變得不順利，包含這種情況在內，也都是自己要負責的範圍。在公司內，當自己的工作進行得不順利時，不能產生「又不是自己的錯，所以沒有辦法」這種想法。

不過，這並非是在說，必須自己解決所有問題。如果發生很有

120

事先整理職場的資訊

可能會打亂預定行程的情況時，請立刻與上司商量，請求指示吧。

雖然自己完成的工作指的是，應由自己來使其完成的工作，但其中也包含了「遇到緊急狀況時，即使借助他人力量，也要完成工作」這種辦法。

當然，在這種情況下，應毫不吝惜地向願意伸出援手的人表達感謝之意。

在自己的職場上，不僅要事先整理自己的工作，也要把除此之外的其他資訊整理好，如此一來，就能讓工作順利進行。事先將下表的事項彙整好，打造出「能夠立刻找到必要資訊」的狀態，是一種非常有效的方法。

應事先整理好的職場資訊

1. 與自己有關的同事的一覽表	• 姓名 • 部門（若已調職的話，就填寫調職地點） • 聯絡方式（公務專用電話號碼、電子郵件信箱） • 相關的工作內容或專案名稱 • 座位（最好先準備座位表）
2. 經常打電話過來的人員一覽表	• 對方的公司名稱 • 姓名・職位・部門名稱 • 聯絡方式（電話號碼、FAX、電子郵件信箱） • 主要轉達對象（同事）
3. 事務的年度行事曆	• 月底或年底等的例行工作 • 寫上了「夏季・年底的休假日」與「薪水計算的最終日・發薪日」等資訊的行事曆
4. 自己的工作一覽	• 自己應做的工作的一覽表 • 自己「不應做的」事情一覽表
5. 依照工作類別來區分的筆記	• 工作內容的說明書或筆記 • 以1個月為單位的同事行事曆 • 同事的今日行程

工作推不掉，事情處理不完

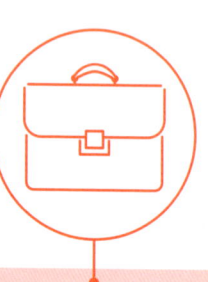

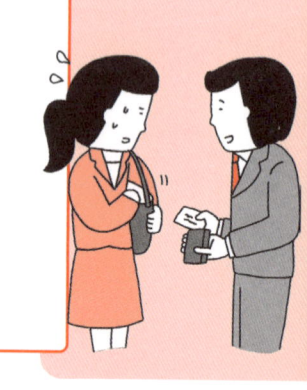

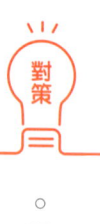

對策
○ 記錄與管理自己要做的工作和做完的工作

實例

工作通通被分派給自己

業務部的A先生帶著笑容走過來說：「○○先生，這些也拜託你了。」並放下文件。由於是經常發生的事，所以就反射性地回答：「好的，我知道了。」但內心卻相當不滿。事務人員明明又不是只有我一個人……。不過，因為拒絕似乎會使雙方關係惡化，而且也想不到拒絕理由，所以最後還是只能接下工作。

雖然試著和上司商量，但上司只會說：「要好好做喔。忙碌的人不是只有你而已喔。」雖然今天也只得加班了，但下次又會被說：「你還真常加班啊。」明明很忙，但評價卻完全不會提昇。

原因

不擅長溝通與掌握自己的工作

在造成這種情況的原因當中，首先可以想到的是，**雖然工作能力很好，但卻不擅長與周遭的人溝通**。由於不能順利地與周遭的人溝通，所以無法勝任需仰賴團隊合作的重要工作。另一方面，若是能獨自完成的工作的話，就能順利完成，所以一次性的工作自然會被分派給自己。由於是要獨自負責的工作，所以其他同事不會知道當事人有多忙碌，再加不代表那樣就完全不會出現問題。特別常見的情況為，因為無法拒絕工作而出現過勞症狀。

在發展障礙者當中，也有許多工作內容本身適合自己，而且工作能力很強的人。話雖如此，也

122

第3章 搞不懂溝通時的商務禮儀

上司一次性的工作，所以有的人會認為，負擔應該不會那麼大吧。即使推掉了工作，下次還是會牽涉到其他不擅長的工作。無論是ASD還是ADHD患者，**在工作中都不擅長制定計畫**，這一點也包含了，整體工作的掌握與管理。在承接各種工作的過程中，會變得無法管理「自己目前已承接了多少工作，有多忙碌」這一點。因此，也不知道與其他人相比，自己算不算很忙。也無法透過目前的狀態來判斷，是否應該推掉新的工作。

另外，發展障礙者普遍會出現的傾向為，由於對自己沒有信心，所以會抱持著**「毫無限制地接受周遭的人的要求，無法拒絕對方」**這種問題。也有許多人無法和上司商量，讓自己的負擔不斷增加。

解決方法

記錄與管理自己要做的工作和做完的工作

當一次性的工作大量出現時，應採取的對策為，**事先將工作事項記錄下來**。要記錄的內容為，工作內容、委託者、截止日期、開始日期、完成日期。

原本就是自己的工作時，要將委託者視為「自己」。把接受委託那天當成開始日期即可。

若有新的委託在很忙碌時出現的話，請一邊讓對方看這張表格，一邊一起思考截止日期吧。若想要讓對方了解到「自己目前處於相當忙碌的狀況」，事先整理好表格是一種有效的方法。

只要事先記錄下自己的工作，也能在其他情況下派上用場。在進行關於獎金的面談時，提交自我評估表時，接受績效評價面談時，都會成為一項參考資料。這份資料也會成為一項契機，讓上司看到自己對職場做了多少貢獻。

工作記錄的填寫範例

工作內容	委託者	截止日期	開始日期	完成日期
向A公司的〇〇先生發送賀電	□□課長	8/3	8/2	8/2
處理出差申請單	業務部××先生	8/23	8/21	8/23
處理8月份的交通費	自己	8/30	8/22	
⋮	⋮	⋮	⋮	⋮

123

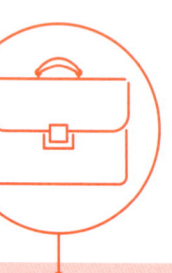

無法好好地管理筆記

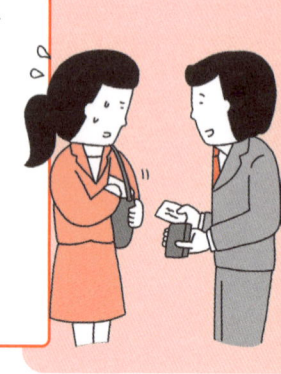

對策
- 以活頁筆記本為主，在各處放置補充內頁
- 活用卡片尺寸的記事本「jotter」
- 把A4影印紙當成筆記用紙，收在證件套內

實例 立刻就會遺失記事本，或是忘記放在哪裡

記事本總是很快就會弄丟的緣故，我每次都要買新的來替換。到目前為止，已經不知道買過幾本了。

再加上，因為我對記憶力沒有信心，所以唯獨記事本是不可或缺的。

因此，我在包包內放了一本，在桌子內放了一本，在外套口袋中放了一本。在想得到的地方，都暗藏了記事本。

即使做到這種程度，也不代表事情一定會很順利。

上個月曾諮詢過的那位客人的聯絡方式，明明有確實記下來，但即使把包包‧書桌‧口袋中的記事本重新翻閱好幾次，還是沒有找到。

差不多要到約定好的期限了，由於有說過我們這邊會主動聯絡，所以對方應該也在等待吧，要是我們沒有聯絡對方，也會影響到公司的信用。

為什麼自己總是把事情搞成這

原因 ADHD的疏忽特性與對策的失誤

樣呢？

在任何工作中，每天或多或少都要和新的資訊搏鬥。除了對記憶力非常有自信的人以外，對於社會人士來說，記事本等資訊工具應該是必要的吧。在發展障礙者當中，也有具備出色記憶力的類型的人。不過，除了那種類型的人以外，大部分的人都寧可成為對記憶力沒有自信的人。尤其

第3章 搞不懂溝通時的商務禮儀

是會影響工作能力的**短期記憶**不足，是ASD、ADHD兩者共通的缺陷。

用來彌補這一點的重要工具就是記事本和行事曆手冊，不過這次的問題與ADHD所具備的「**疏忽**」這項特性有密切關聯。當「疏忽」的症狀很嚴重時，忘記事情或遺失物品的情況就會增加。記事本當然也不例外。

> ✏️ 解決方法
>
> **思考適合自己的資訊管理方法**

如同實例那樣，容易採用「準備大量的記事本」這種方法的人，容易遺失記事本。

首先，因為內容分散在多本記事本中，所以會變成不知道什麼資訊記載在哪本中。另外，即使增加記事本的數量，由於記錄在記事本中的資訊各有不同，所以不只要遺失1本記事本，就會失去該記事本中的所有內容。

「事先在各處準備記事本」這種方法，基本上大概只會對「當天的筆記內容只會用於當天」這種職務種類有效吧。不過，舉例來說，事先把工作步驟寫下來，之後想要活用該筆記時，就不適合採用這種方法。

話雖如此，從ADHD的傾向來思考的話，「好好地管理1本記事本」、「定期地將記事本的內容彙整在1本內」這類方法也並非適當的做法。在這裡，試著思考其他方法來彌補持有多本記事本的缺點吧。希望大家可以一邊多方嘗試，一邊依照自己的方式來調整，掌握住最好的方法。

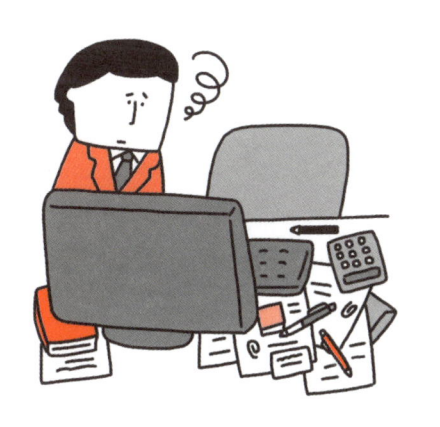

> **以活頁筆記本為主，在各處放置補充內頁**

準備用來代替記事本的**活頁筆記本補充內頁**，基本上要使用這**個來做筆記**。若是暫時性的筆記的話，事情處理完後，就直接丟進碎紙機中。如果之後還要用的話，就事先裝進活頁筆記本中。

唯一要做的事情就是，放進活頁筆記本中整理好，這遠比「抄寫到另一本記事本中」來得簡單。

用完一本記事本後，必要的資訊和不需要的資訊都會一起保留下來，而且不得不將資訊轉移到

125

活頁筆記本的補充內頁的活用方法

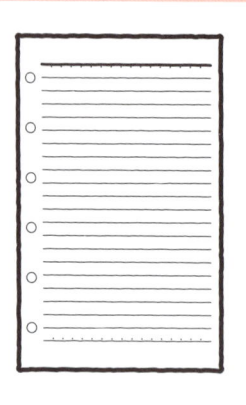

- 活用補充內頁來代替記事本
- 若是暫時性的筆記的話，事情處理完後，就直接丟進碎紙機中
- 把必要的筆記事先裝進活頁筆記本中

新的記事本中，不過若是活頁筆記本的話，就能只保留必要的資訊。

要注意的事項為，首先必須想辦法避免遺失活頁筆記本的本體。可以想到的方法為，購買尺寸較大的產品、使用鑰匙鏈來將活頁筆記本綁在包包上、一直放在職場內。

另外，若覺得整理補充內頁也很費工夫，所以補充內頁一直堆在資料夾中的話，最好思考其他方法。

活用卡片尺寸的記事本「jotter」

Jotter指的是，把索引卡當成筆記用紙來使用的文具。卡片的大小大多為名片尺寸。索引卡原本就是研究者等愛用的文具，由於智慧型手機與雲端服務的普及，所以商務人士也變得會使用這種文具。

把用來代替記事本的索引卡帶著走，做好筆記後，就當場用智慧型手機來拍照，並上傳到Evernote等雲端服務。 只要事先這樣做，即使遺失了卡片或智慧型手機，資訊也不會消失。

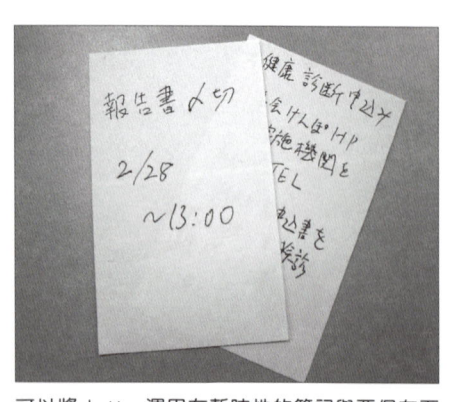

使用卡片來做筆記，大多也是為了方便。既可以像留言那樣，用於暫時性的筆記，也可以將想要留下的資訊直接收進名片盒內。必要時，也能夠採取「只取

可以將Jotter運用在暫時性的筆記與要保存下來的筆記上。

126

把A4影印紙當成筆記用紙，收在證件套內

中要經常走動的工作來說，使用證件套來收納筆記，應該會是有效的方法吧。此方法的優點在於，A4影印紙本身容易取得，拍照時，也只需將紙張攤開，拍攝正反兩面即可。

這是Evernote所推薦的方法，而且還發售了既能當成做筆記時的墊板，也能放筆的證件套來作為聯名商品。由於其他廠商也有販售附有Jotter的證件套，所以若有興趣的話，可以在Amazon或樂天市場等購物平台，試著用「Jotter 證件套」來搜尋看看吧。缺點在於，與一般證件套相比，稍微貴了一點。

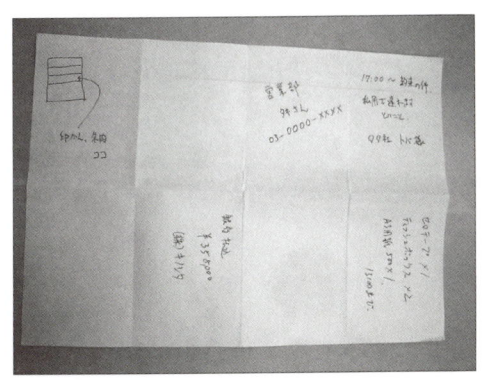

出必要的資訊，並事先放進名片夾中」這種方法。雖然以文具來說，Jotter比較昂貴一點，但在百圓商店內，也可以買到名片尺寸的索引卡。

要注意的事項為，這一張張的卡片，會比記事本更容易遺失。使用Jotter時，最好要養成拍下筆記資訊的習慣。

天份的記事本

把A4影印紙對折三次後，就會剛好變成證件套那樣的尺寸。事先將其收進證件套中，當成 **1** 天份的記事本來代替Jotter，正反面加起來，當於16張索引卡。1天結束後，把影印紙攤開來，用智慧型手機來拍攝正面和反面。使用完畢的影印紙，也可以丟掉。對於一天

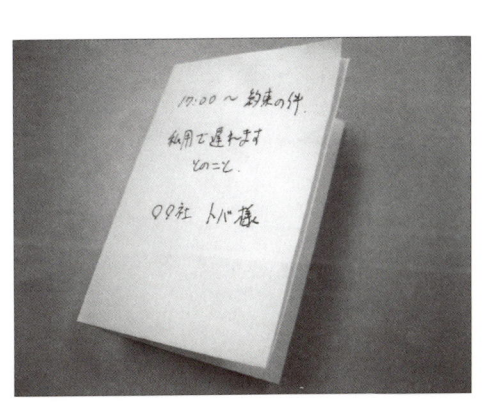

A4影印紙能夠實現與16張份的索引卡相同的用法。

只要將A4影印紙對折3次，就會形成剛好和證件套差不多大的尺寸。

講電話時，不知道該說什麼才好

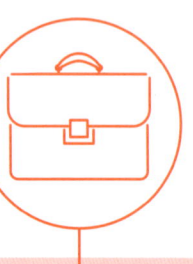

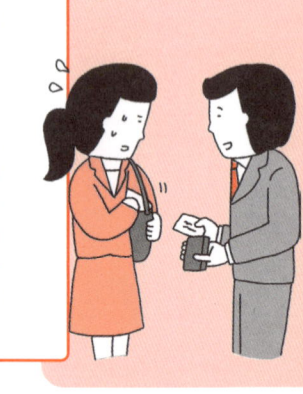

對策
- 透過專用的電話應對筆記，來讓自己容易了解應該詢問的事項
- 筆記要使用自己實際上會用的措詞來寫

實例
無法一邊做筆記，一邊講電話

不擅長講電話。客人打電話來，要找目前不在座位上的上司，並希望我轉告上司，請他回電話，但我在轉告時，搞錯了公司名稱和對方姓名，於是遭到責罵「你這樣傳話，沒有人搞得懂吧」。

和客人講電話，也會使心情變得沉重。只要對方說了意料之外的事情，自己就會感到混亂。要明明有很多人的傾向為，視覺怎麼做才能好好地講電話呢？

原因
講電話時要處理多項工作

ASD患者原本就不擅長與人溝通，在**講電話時，那種症狀會變得更加嚴重**。

若周遭環境很吵鬧，就會因為聽覺過敏而不易聽到電話中的聲音。若必須一邊聽對方講事情，一邊做筆記，就會**被迫進行不擅長的一心多用的行為**。

另一方面，ADHD患者也不擅長講電話。ADHD患者原本就很難持續地專心聽對方說話，如同講電話時那樣，**若對方不在自己眼前的話，症狀就會變得更加明顯**。在講電話時，若注意力被某種事物奪走，或是在想其他事情的話，注意力就會立刻轉移

喜歡透過眼睛來理解事物，但講電話時卻必須透過不擅長的聽覺來理解所有事情。從各方面來看，對於ASD患者來說，講電話時會使其陷入不利的形勢。

128

盡量事先準備好應對模式

解決方法

先刊載了範本。

另外，若沒有聽清楚對方的公司名稱、姓名的話，就要重複確認。重複確認是否是一件對對方很失禮的行為呢？也許有人會對此感到猶豫，但一直搞錯名字反倒會更加失禮。再加上，公司名稱很長，或是姓名很罕見的人，也已經習慣對方重問了。

人會依照對方的說話節奏來交談。當自己說話速度很快時，對方的說話速度也會變快。試著慢慢地說「不好意思，請您再說一次公司名稱和姓名」吧。

接電話

即使有發展障礙，只要事先充分模擬訓練，大部分的事情都能順利地進行。因此，關於講電話時的應對方式，要事先分別準備好「接電話」與「打電話」的應對模式。

一定要先將電話應對筆記放在手邊。只要在Word的範本中搜尋「電話」，就能找到許多種電話應對筆記。以範本作為基礎，只要自己追加經常出現的傳話項目，然後再確認，就能事先使其形成良好狀態。在下頁中，我事

打電話

自己主動打電話給對方時，由於講電話時是有目的的，所以可以輕易地模擬出對話內容。只要先釐清「要找誰」、「希望對方怎麼做」，再去思考談話內容的順序

即可。在這裡，也請運用自己專用的筆記吧。不必用手寫。事先在電腦桌面上準備好，已在Windows的記事本中填寫好事項的檔案，在打電話前，就能進行事前的模擬訓練。此時，筆記請用自己實際上會用的措詞來寫吧。把寫好的內容朗讀出來，若覺得狀態很好的話，就可以慢慢地說。

到那邊，變得完全沒聽懂對方在說什麼。

```
荷電用メモ.txt - メモ帳
ファイル(F) 編集(E) 書式(O) 表示(V) ヘルプ(H)
【誰に】
○○社の△△様

【目的:なにをしてほしいのか】
・2月7日のアポイントを変更してほしい
・変更の候補日は2月14日、15日の午後

【導入】
お世話になっております。◆◆の●●と申します。
2月7日のアポイントの件でお電話しました。

【本論】
```

打電話前，事先在電腦桌面上準備好，已在Windows的記事本中填寫好事項的檔案。

活用專門用來講電話的電話應對筆記

```
_____ 先生（女士）
Tel:

    時    分    左右有打電話過來。

□ 對方希望能回電話給他
□ 對方希望能趕快聯絡他
□ 對方說稍後會再打過來（  時  分左右）
□ 對方有留言

┌─────────────────────────┐
│                         │
│                         │
│      接電話者：          │
│                         │
└─────────────────────────┘
```

Point

❶ 只要自己追加經常出現的傳話項目，然後再確認，就能使其形成良好的狀態。

❷ 若沒有聽清楚對方的公司名稱、姓名的話，就要重複確認。

❸ 用緩慢的語調來說話。

第 4 章

想要變得擅長進行「報聯商」

報告・聯絡・商量

對於發展障礙者來說,「報聯商」是最不擅長的領域。不過,相對地,只要這一點獲得改善,工作的容易程度就會產生很大變化。在本章中,會針對工作中的「自己主動傳達事情給別人」這一點全面性的說明。

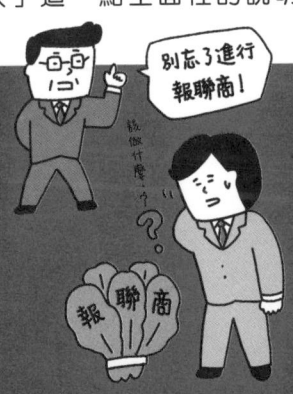

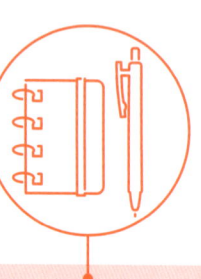

對方不願把話聽完

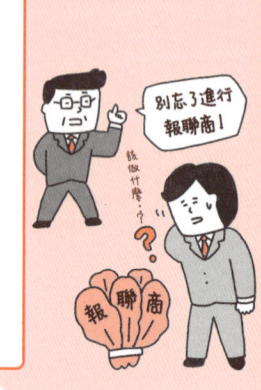

對策
○ 決定報聯商的格式
○ 運用報聯商表格

明明以自己的方式去思考，並發表意見，但卻被周遭的人說「重點是什麼？」、「你想要表達什麼？」。就算跟我說重點，若不好好地把全部的話說完，對方也聽

實例

為了避免誤解，所以想要詳細地說明，但卻被說講話太冗長

上司詢問說：「上次指示的那件事，辦得如何？」

「啊，是，目前正在處理。」

「不對，我不是要問有沒有在處理，而是要問目前是什麼情況。」

「啊，雖然進行了各種調查，但都沒有找到可以當作參考的資料……我想要向○○部的A前輩尋求建議，但他說很忙，便拒絕

了……後來，總算能夠向△△部的B前輩徵詢意見。B前輩很仔細地告訴我，還給我◆◆◆和□□□的建議喔。B前輩很厲害對吧。」

「已經夠了，可以只告訴我，事情進展到什麼程度嗎？」

「又來了……自己在說話時，總是說到一半就被打斷，對方不肯聽到最後。

開會時也是如此。在部門的事先商量或會議中，最近經常會徵求意見，像是「關於○○，大家覺得如何」。

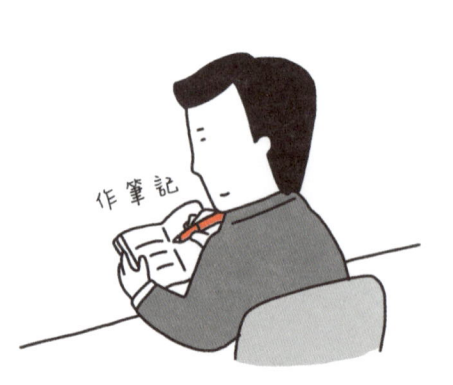

不懂吧……。

> **原因** 沒有全部傳達完，就會感到不安。很難理解對方想要什麼資訊

由於ASD患者會想要說明所有事情，或是對自己感興趣的事情很講究，所以容易出現的傾向為，**愛說話**，或是反過來不知道該說什麼才好，**不善於言辭**。

由於ADHD患者會因衝動性而將想到的事立刻脫口而出，所以話說到一半時，就會不斷改變話題，**最後會變成，無法將想法傳達給對方**。

其原因在於，不知道對方想要的重點為何。

因此，「不知道對方了解到什麼程度。若傳錯話的話，會很可怕」這種不安會使其將事情說得過於詳細，有時也會出現「由於『不

第4章 想要變得擅長進行「報聯商」

Column 11

以障礙者為對象的職業訓練

日本包含發展障礙在內的障礙者所能利用的服務之一，是多種職業訓練。具有代表性的是下列這2種。

• **就業過渡支援**

在這項服務中，民眾可以在常設的設施內，接受以就業為目標的訓練。民眾可以接受職業訓練或關於就業活動的建議，最長可以使用2年的期間。

若要利用「就業過渡支援」這項服務的話，雖然身心障礙手冊不是必要的，但必須要申請以醫師的診斷作為前提的「訓練等補助」。

關於詳細內容，請試著向最近的地方政府的身心障礙者福利科洽詢吧。

• **委託訓練**

這都是日本都道府縣等政府，委託民間團體來辦理的公共職業訓練。只要符合條件，基本上就能夠免費接受訓練。

雖然依照實施團體與企劃，訓練內容有很多種，但基本上大多為短期訓練。由於依照時期，舉辦的訓練項目會有所不同，所以若考慮要利用這項服務的話，就必須隨時掌握資訊。

考慮要利用委託訓練時，請試著到HelloWork的障礙者專用窗口或支援中心洽詢吧。

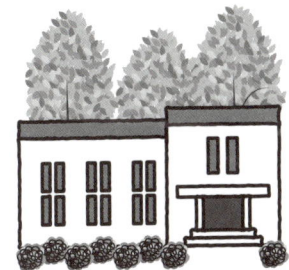

解決方法

決定報聯商的格式

知道重點」，所以不曉得該說什麼，於是將事情全部說明一遍的情況。另外，在極度不擅言詞的人當中，有的人從小時候開始，被要求對自己的行為說明時，對方卻總是說「別找藉口」，結果就變得不知道該說什麼才好，只會重複地說「對不起」。

在報告時，最好要運用格式和筆記，並**事先思考相關事項**。事先整理好「要報告什麼」、「依照什麼樣的順序來報告」，再報告（聯絡・商量）。應該加進格式中的項目為，事情的內容、結論・理由・對策方案。

首先告訴對方事情的內容後，再確認對方的情況。

「○○先生，關於△△的事情，我要跟你報告／聯絡／商量，請問現在方便嗎？」

接著，一開始先將結論告訴對方，然後再說明理由。

「我先說結論△△△。理由為□□□□。」

最後，在報聯商的結果中，若有接受指示的話，要先確認內容後，再用感謝的詞語來作結。

「今後的展望是△△△。會在○月○日○時前進行。感謝大家抽出寶貴的時間。」

只要依照此步驟來進行，就能順利地專注在重點上，並傳達給對方。

運用報聯商表格

在事先思考報告內容時，運用**報聯商表格**（參閱下頁）是一種很有效的方法。在填寫時，要注意下列事項。

- 向上司、同事報告前，一定要填寫表格。
- 要去思考，現在是否有必要（何時要做）報告・聯絡・商量・提問。
- 一定要確認，時間、數量、專有名詞是否正確。

開會前，也要活用此表格，盡量事先做好準備後，再出席會議吧。要事先確認會議的目的、議題、出席者，製作自己專用的資料。事先整理好「該會議的目的為何」、「該會議與自己的工作有什麼關聯」。最好要專注在「發言是否符合會議目的」、「發言是否與自己的工作有關」這些重點上。

134

報聯商表格的填寫範例

（向誰）　田中　　　　　　　先生　關於演講嘉賓　的事情

我要　報告　・　聯絡　・　⑥商量　・　提問　　請問現在方便嗎？

請問現在方便嗎？

（要做什麼）用 3 行說明結論

> 在新進員工的培訓中，必須變更邀請
> 演講嘉賓前來的日程，或是變更演講嘉賓。
> 如果可以的話，我想要變更日程。

【誰】
（向誰）

【要做什麼】

【何時】

【在哪裡】

【怎麼了】
（想要怎麼做）

①在新進員工的培訓計畫中，要變更邀請演講嘉賓的日期和時間。計畫可以變更的日期和時間為，○月○日○時～○時，以及△月△日△時～△時。
②不變更日期和時間，而是要變更演講嘉賓時，希望能提供關於具體人選的建議。

【為什麼】
（理由、原因）

原本預定要擔任演講嘉賓的顧問因故不克參加。不過，新進員工培訓計畫的宗旨畢竟是聽創辦人演講，並去理解創立時的想法，以及公司至今的歷史。

135

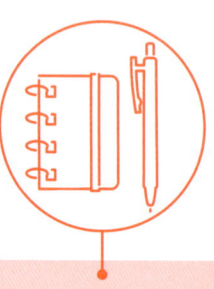

搞不懂報聯商的時機

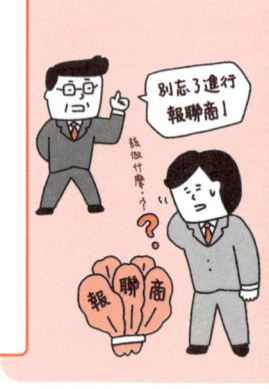

對策
- 提高所有報聯商事項的頻率
- 事先提交行程表,把詳細的進度段落當成報告日
- 與團隊共享工作進度或工作資料夾

實例

太晚向上司報告,對工作造成影響

由於去拜訪客戶的課長回來了,所以在他休息片刻時向他搭話。

「不好意思,關於明天的活動。」

「啊,你說吧。」

「最終有215人申請。比準備的座位多出了5人,請問要怎麼做呢?」

「咦!?這種事為什麼到現在才說啊!」

「即使還沒到截止日期,只要知道人數快要超過的話,就要趕快說啊!」

「不過,報告的截止日期是到今天。」

「啊。」

上週人數就確實快要額滿了,看到課長似乎很忙,心想之後再報告吧。不過,明明有在規定的期限之前好好地報告,但卻遭到責罵,真是想不通啊。

原因

ADHD的拖延症或衝動性、ASD的「對溝通感到猶豫」

在工作等事項中,若有設定截止期限的話,ADHD患者經常會因為**拖延傾向**而把事情拖到最後一刻,像是「只要在那之前做完就行了吧」。再加上對於時間的估算也很不嚴謹,所以經常會出現「原本想要報告事情,但上司卻準時下班了」這種錯失時機的情況。

136

第4章 想要變得擅長進行「報聯商」

另外，由於不擅長一心多用，所以如果手上還有其他工作，或是臨時有其他任務插進來的話，有時甚至**會將「要報告事情」這件事都忘記**。

以ASD患者的情況來說，過去大多會在溝通上屢次經歷失敗。今後，一旦**對所有溝通事項感到猶豫**的話，連在面對「向上司報告」這種必要的交流時，也會因為「上司似乎很忙」、「上司今天的心情好像很差」等理由而變得無法輕易實行。結果就跟ADHD患者的情況一樣，拖到最後一刻才報告，而且有時也會變得無法應付預料之外的狀況。

另外，在ASD患者的情況中，若判斷基準不明確的話，有時**也會很難對時機做出判斷**。舉例來說，「這個意外事件應該向上司報告嗎？」，「現在是否適合向上司搭話的時機呢？」若沒有基準的話，就很難做出判斷。此外，「現在是否適合向上司搭話的時機呢」以及「在時間還算充裕的時期，和上司商量」這2種情況中，能採取的對策會有很大差異。話雖如此，若搞錯時機與內容的話，即使特意提早報告，也不會受到歡迎。

因此，基本上應採取的態度為，**事先決定另外一套與截止日期不同的例行公事，透過頻繁的定期報告來持續告知情況**。要每週報告一次，還是每天報告一次，頻率會因工作內容而異。總之，從平常就要事先共享詳細的工作情況。

如此一來，即使自己無法判斷出急迫性時，上司也能夠事先察覺到危險，並採取對策。

雖然報聯商指的是報告、聯絡、商量，但就算沒有將每件事情明確地分類也無妨。重點在於，要盡量即時地與上司或同事共享自己的工作情況。

> 解決方法
> **提高所有報聯商事項的頻率**

> **基本上，搭話的時機為，對方獨自一人時**

在此觀點中，盡早報告會比較好。對上司來說也一樣，在「把

在此情況下，獨自一人指的

137

是，包含打電話在內，沒有跟任何人在說話，也沒有和某人組成團隊，進行勞力工作。

ASD類型的人容易出現的情況，如同實例那樣，就會覺得對方「現在似乎很忙」、「心情似乎很差」。於是就會對「是否要上前談話」感到猶豫，當自己正在一邊觀察對方的表情，一邊捉摸時機時，別人卻突然外出，使自己喪失了難得的機會。

另一方面，只要對方正在和某個人交談的話，就會覺得「現在應該是可以上前搭話的時機吧」。結果，會形成「插進別人談話」、「很不自然地站在後方等待」的情況，反而會讓對方留下「不會看時機」這種印象。

ADHD類型的人會出現的情況為，報告時不會顧及對方的狀況，也可能會在不知不覺中插進別人談話。

若是文書工作，大部分在工作的人，會與其他人交談，或是獨自對著書桌。若對方是獨自一人的話，無論對方心情看起來有多差，都不必感到猶豫。只要有事要傳達，就要將那種情況當成好機會，盡快讓對方抽出時間。

當對方忙到真的很難找到適當時機時，可以**先用電子郵件或便條紙等來告知事情概要，再等待搭話機會**。發生意外等真的很緊急的事情時，即使必須插話，也要傳達。「雖然覺得緊急，但有到必須要插話的程度嗎」很難做出這種判斷時，就先向對方默默行禮，並將記載了概要的便條紙放在桌上吧。

<mark>事先提交行程表，把詳細的進度段落當成報告日</mark>

計畫，就無法順利地行動。在那種情況下，最好**將進度報告也加到行程表中，事先決定報告日期和時間**。關於日期和時間，要事先向上司確認。

舉例來說，在工作中，要事先決定行程表來管理進度時，即使只有1項工作，也要依照內容來詳細地將進度分成幾個段落。利用這一點，事先將各進度段落的最終日當成報告日。

無論工作是否有依照計畫順利進行，都要如實地告知現狀。若不擅長說明進度，也可以簡單地用「尚未達成」來表示。到了工作的最後截止日才說「沒有完成」的話，上司也會感到困擾，若被細分成許多階段的進度出現落後情況的話，還有採取對策的餘地。

此方法有效地利用了「一旦決定好行程表後，就要徹底遵守」這種ASD患者的特性。有些類型的人，只要沒有制定

試著決定「1天要向上司報告1次目前的工作狀況」

對於「報聯商」感到非常猶豫時，就算站著說話也行，所以最好要**事先決定「1天要向上司報告1次目前的工作狀況」**。即使事情進行得很順利，沒有發生任何狀況，也一定要報告。若進度沒有問題的話，只要說一句「現階段沒有什麼問題」即可。若當天找不到上司，則要事先寄送電子郵件。

每天都用一句話來告知情況，藉此就能逐漸化解在「報聯商」中感受到的隔閡。當工作進度似乎落後時，請提前告知「進度似乎落後」吧。若持續出現「進度似乎落後」的情況，上司自然會以詳細地商量對策。

行程表的範例

主任務 / 子任務	交貨期限
首頁翻新	6月底
首頁翻新的規劃&設計 登陸頁面（Landing Page）的規劃&設計	4/20
製作附加內容	（前半部）4/25 （後半部）6/8
首頁翻新工作的委託（外包業者）	5/10
首頁翻新・登陸頁面的調整	5/10 6/9
首頁翻新的製作～完成（外包業者）	6/27
登陸頁面的使用（使用者導向）	7/12

擅長「報聯商」的人來說，是一種非常有效的方法。雖然在此方法中，必須要有公司方面的協助，而且還會受到「工作內容必須在電腦上處理才行」這項條件的限制，但對於不擅長「報聯商」的人來說，是一種非常有效的方法。

與團隊共享工作進度或工作資料夾

做法為，**使用公司的公用伺服器或雲端服務，把「進度的記錄」與「在工作中應製作的檔案」全都放到該處管理**。檔案一定要從共用資料夾中開啟，並依照原本方式來儲存。只要事先這樣做，即使本人沒有報告，只要上司或團隊成員想要確認進度的話，立刻就能確認。

不過，這種方法也是一種「把確認工作進度的重擔硬推給上司」的方法。如果可以的話，最好先

139

摸索「能夠由自己主動與人商量」的做法。當自己實在很難主動進行「報聯商」時，再請求上司考慮採用此方法會比較好。

可以想到的資料共享方法有許多種。若公司內部有公用資料夾的話，就使用那個。也可以使用DropBox或Google雲端硬碟，建立工作專用的新帳戶，與上司共享資料。

若原本已有Google帳戶，在自己帳戶的Google雲端硬碟中，也有「只將一部分資料夾與他人共享」的方法。在這裡，來介紹一下該共用資料夾的設定方法吧。

共用資料夾的設定方法

1 想要和上司或同事等人共用資料夾時，要事先聯絡對方，商量關於共用資料夾的事項。

2 在自己帳戶的Google雲端硬碟中建立共用專用的資料夾。開啟Google雲端硬碟，在「我的雲端硬碟」上按右鍵（❶），選擇「新資料夾」（❷）。

3 輸入資料夾名稱（❶），點擊「建立」。

4 新的資料夾會出現在「我的雲端硬碟」的下方。在此新資料夾上按右鍵（❶），選擇「共用」（❷）。

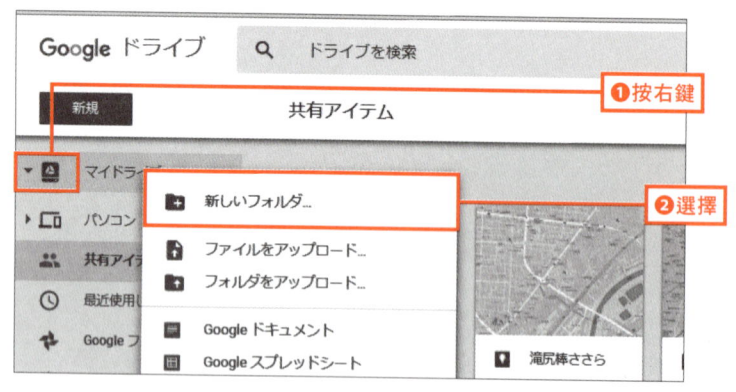

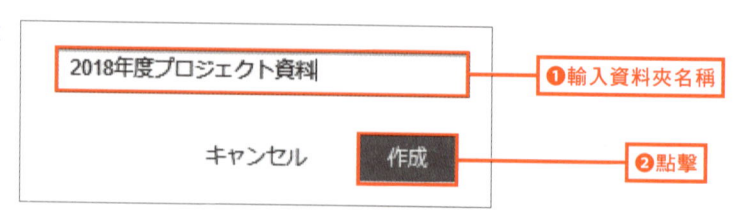

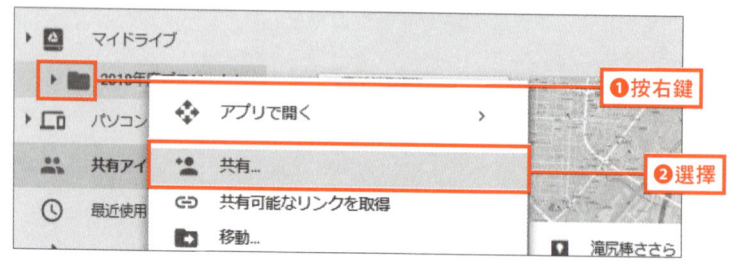

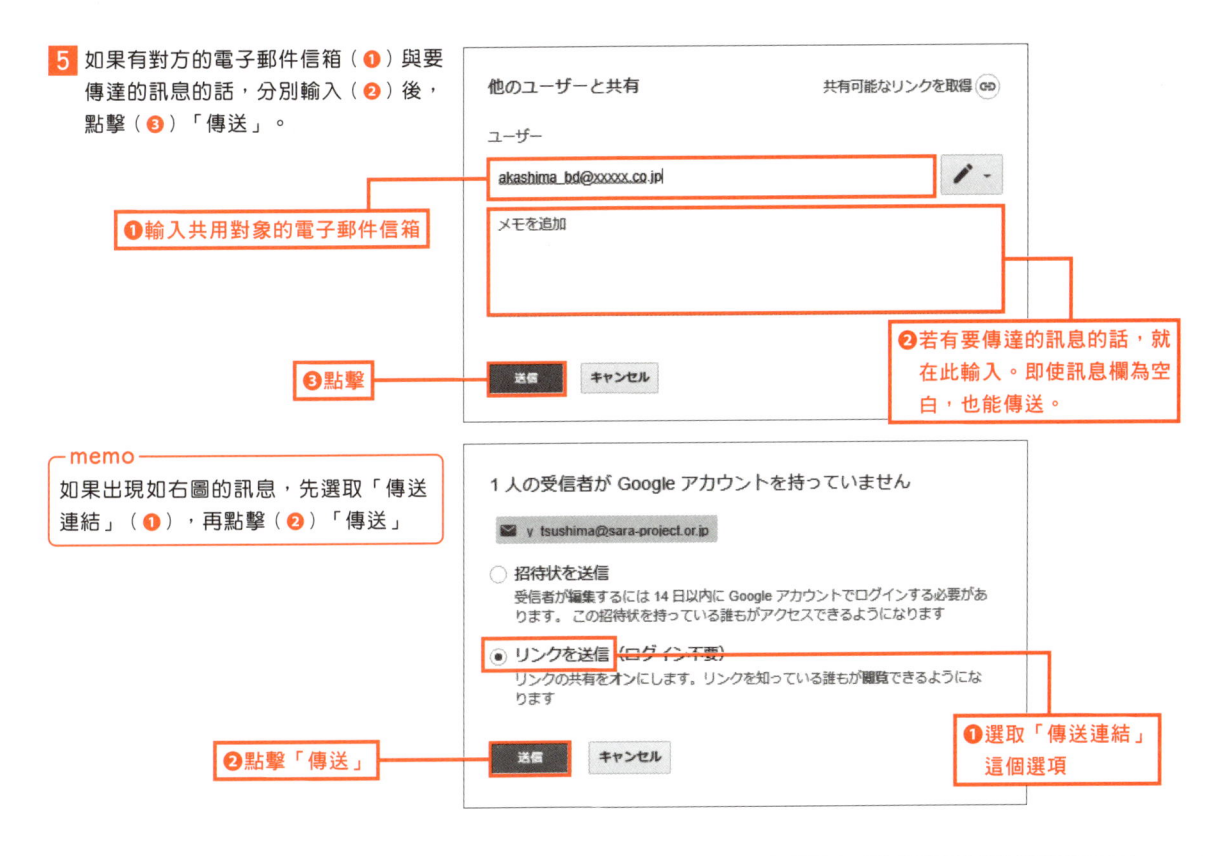

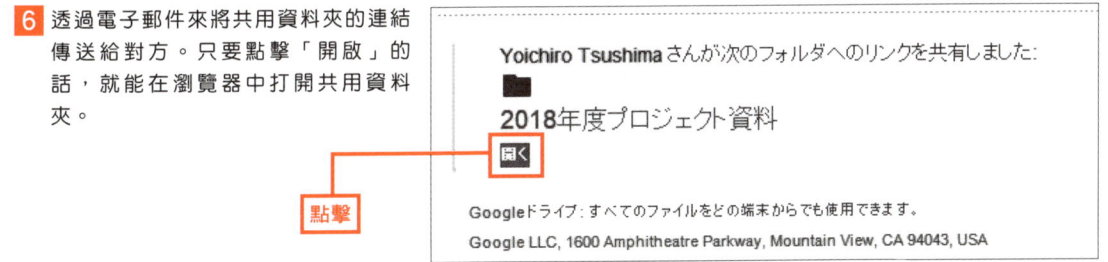

5 如果有對方的電子郵件信箱（❶）與要傳達的訊息的話，分別輸入（❷）後，點擊（❸）「傳送」。

❶輸入共用對象的電子郵件信箱

❷若有要傳達的訊息的話，就在此輸入。即使訊息欄為空白，也能傳送。

❸點擊

— memo —
如果出現如右圖的訊息，先選取「傳送連結」（❶），再點擊（❷）「傳送」

❷點擊「傳送」

❶選取「傳送連結」這個選項

6 透過電子郵件來將共用資料夾的連結傳送給對方。只要點擊「開啟」的話，就能在瀏覽器中打開共用資料夾。

點擊

7 在共用資料夾中，彼此都可以自由地編輯檔案，或是新增・刪除檔案。

8 之後，與工作相關的檔案全都要使用此資料夾來處理。若採用「先保存在其他地方，再上傳」的方式，連上傳這個動作本身都可能會忘記。如果可以的話，從一開始就使用這個資料夾來管理檔案應該會比較好。

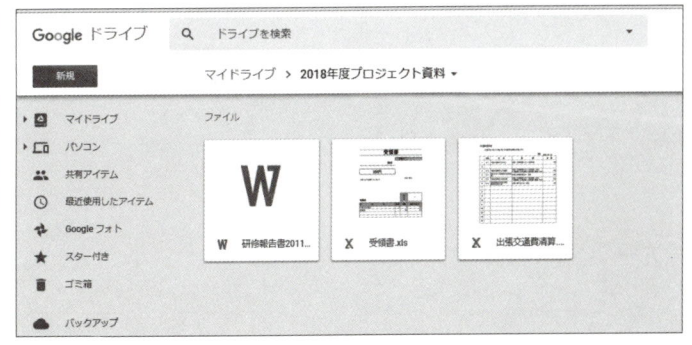

第 4 章　想要變得擅長進行「報聯商」

141

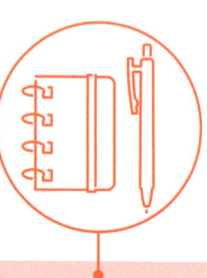

即使已經反省，也道歉了，卻得不到原諒

> **對策**
> 遭受責罵時，基本上要選擇「傾聽」。

> **實例**
> 明明已經拚命道歉了，卻得不到原諒。被人說「你以為道歉就沒事了嗎」之類的話

在工作中犯錯，不管怎麼想，都是自己的錯。不出所料，立刻就被叫到上司面前挨罵。

很不幸地，上司的說教很冗長。雖然工作上的過錯的確是自己不好，但老實說，這樣是在浪費時間，我認為把時間用於工作上，以彌補過錯會比較好。話雖

如此，遭受責罵的人，沒有資格說那種話，也只能一味地道歉。

「我已經跟你說過好幾次了吧？」
「對不起！」
「就算我說一定要確認，但卻總是沒有確認……」
「對不起！對不起！」
「哎呀，所以說──」
「對不起！對不起！」
「你不要太過分喔！」

明明是想要拚命道歉，但卻反而惹怒對方。在那之後，上司一味地說教。我真的覺得是在浪費

> **原因**
> 遭受責罵時，有「挨罵方式」

有ASD傾向的人，大多特別擅長挨罵，即使同樣都是不擅長挨罵，也可以分成幾種模式。

首先是**「一直持續道歉」**的模式。只要遭到責罵，就會道歉。基本上，我們都是被這樣教育長大的。有ASD傾向的人，容易透過成套的條件與應對方式來

142

第4章 想要變得擅長進行「報聯商」

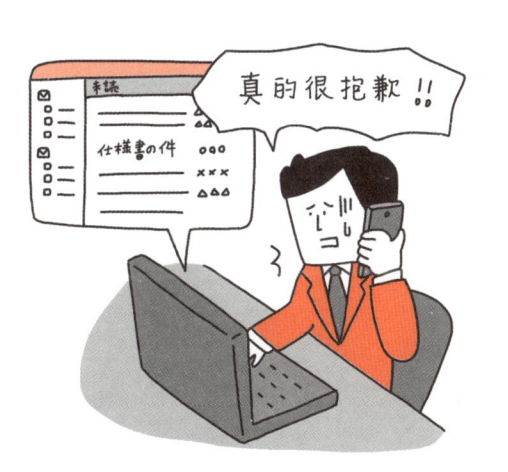

任何詞語，或是因為無意識的防衛機制而想要強迫對方轉換話題。另外，在後面會說明到的「辯解」模式的學習結果，有時也會轉變成「一直持續道歉」的模式或「沉默不語」的模式。

倒會觸怒對方。因這種「辯解」而使對方更加生氣的話，有時也

學習，而且特別容易忠實地採取這種基本做法。由於是透過「遭到責罵→道歉」這種成套的方式來學習事物，所以會反射性反覆說出道歉的詞語。另外，ASD患者的腦部原本就不擅長在一瞬間思考詞語。再加上遭到斥責時，容易陷入輕度的恐慌狀態。一旦如此，腦中就變得只會浮現出「抱歉」、「對不起」這類模式化的詞語。

另一方面，ADHD患者常出現的情況為，聽別人說教時，因感到厭煩而開始抖腳或手上拿著東西玩，視線到處亂飄。在極端的情況下，也可能會做出「想找藉口離開」的行為。

接著是「沉默不語＆敷衍了事」的模式。一旦遭到責罵，就一臉不悅地沉默不語，或是用「知道啦知道啦」這種敷衍了事的語氣回答，而且也不看對方。有時也會出現「是，我知道了，比起那個，更重要的是……」這種硬要轉換話題的情況。在這種情況下，當事人的內心大多會因為突然遭受責罵而陷入一種恐慌狀態。腦袋變得一片空白，想不出

最後，ASD・ADHD兩者都最常出現的是「辯解」模式。當事人大多不覺得自己在找藉口，因為被問「為什麼要做這種事」，所以只是坦率地說明理由而已。不過，若因為「一句道歉的話都沒說，就立刻說明理由」，語氣、措辭而讓人覺得事不關己的話，就會遭到誤解，如此一來，就反

也會學習到「最好什麼都不要說」，並改為徹底保持沉默態度。遭受責罵時，若之後仍想與對方維持良好人際關係的話，**就要採取有助於好好地挨罵的「挨罵方式」**。雖然這才是應該透過經驗法則來學習的事，但若有ASD症狀，就很難透過經驗法則來學習。因此，無論過了多久，還是

真的很抱歉!!

143

> **解決方法**
>
> 遭受責罵時，基本上要選擇「傾聽」

高明的挨罵方式的步驟

其實，挨罵方式的基本方式與閒聊的基本方式一樣，都是「傾聽」（正因如此，對於不擅長閒聊的ASD患者來說，也同樣是不擅長的領域）。

一邊留意這一點，一邊來思考具體的「挨罵方式」吧。只要依照下列步驟來進行，就能順利達成。

① 一開始遭到強烈斥責、警告、追問等時，**要先等到對方說完後，再道歉說「對不起」**。語氣不知道「好好地挨罵的方法」，不管內心怎麼反省，也無法傳達給對方，而是讓事態持續地惡化。

要冷靜、誠懇。雖然會因職場的文化而異，但若是一般的辦公室的話，大家應該不會想要看到運動社團那種很有精神的道歉方式。雖然在服務業等職場，會要求員工打起精神來，但在這種情況下，最好要參考一下同事遭受責罵時的應對方式。

② 接著，當對方繼續說時，**基本上要默默地聆聽**。在談話內容中，雖然可能會出現令人感到誤解或想要說明的部分，但此時還是不需要發言。

（只要對方沒有強烈地催促自己回答的話）

當對方說到一個段落時，只要點頭致意或說一聲「是」即可，說太多的話，反而會造成反效果。當對方說到一半時的空檔，是適當的附和時機。在聽對方說話時，最好把視線放在對方的嘴邊到下巴附近的位置上。

③ 當對方全部說完後，若無論此時，視線要放在對方的眼睛上。不過，若加入「自己沒有錯」，反而會讓人產生「宛如事不關己」的印象。雖然處理事物的分寸很難掌控，但在說明時，應該就要多留意下列這一點，比較容易讓對方理解吧。

● 對於過錯，有不得已的理由或其他意見時

「真的很抱歉，其實……」一開始要先道歉，再說明理由。

● 當對方產生誤解時

「真的很抱歉。不過，關於○○的事情，因為有一些誤解，所以請讓我說明。」在這種情況下，如何都很想說明時，再將「自己的意見」、「誤解的更正、犯錯的理由」等告訴對方。

144

挨罵方式的步驟

❶ 等到對方說完後再道歉

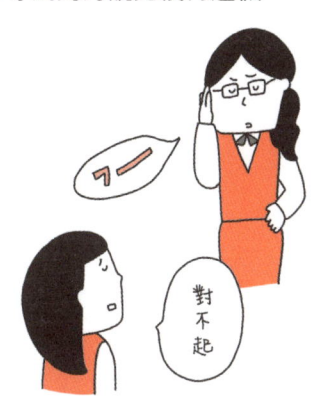

❷ 默默地聽對方說

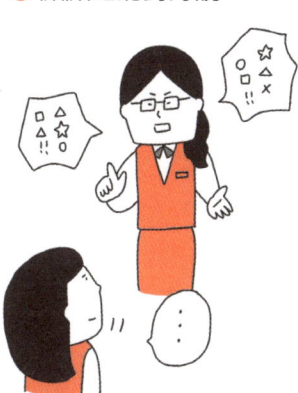

❸ 若有意見的話，等到對方全部說完後再說

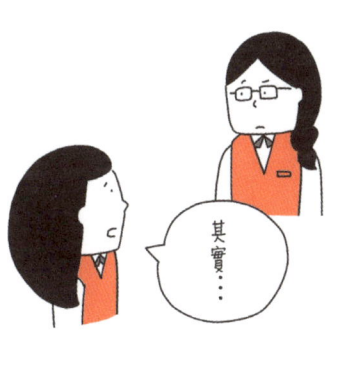

❹ 最後要再次道歉

也要先道歉。然後，只針對會造成誤解的部分說明。

在面對一部分的誤解時，若反射性說出「那是誤解」之類的話，可能就會使對方認為那是一種「全面否定自己過錯的態度」，結果就會讓誤解進一步加深。想要讓對方了解到，自己整體上願意認錯，只有該部分需要修正時，必須先說聲抱歉。

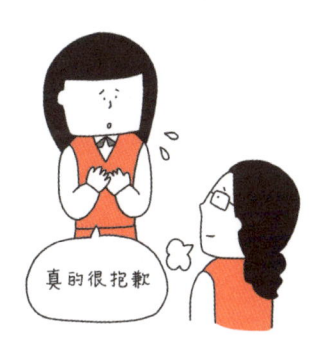

④話說完後，**最後要再次深深地道歉說「真的很抱歉」**。

另外，在聽別人說教時，如同實例那樣，重點在於，不要展現出「希望快點結束」的態度。不管對誰來說，遭受責罵或訓斥都是令人討厭的事情吧。再加上，要是也累積了很多工作，就會不知不覺很在意時間。我也不是不能理解這種情況。不過，為了避免再次惹怒對方，所以必須隱藏

這種心情。

再者，「希望快點結束」即使自己沒有那樣想，但當自己做出某些行為時，就可能會讓對方那樣想。

具有ADHD傾向和衝動性的情況時，必須特別留意這一點。以下所列舉的毛病，是ADHD患者平常就很容易出現的症狀。不過，遭受責罵時，更是必須留意這些事項，努力地隱藏自己的心情。

●不要看手錶等物，或是東張西望。稍微低著頭，將視線固定在對方的下巴附近

雖然視線到處亂飄是ADHD常見的傾向之一，但此時要特別留意這一點，不要東張西望。尤其是桌子底下，手部重疊時的手部

遭受責罵時，不能做的行為

其是，觀看手錶或智慧型手機，會成為最壞的一步棋。與對方說話時，觀看時間會讓對方覺得是一種「能不能快點結束啊」的信號。

當然，「讓雙腿交叉、雙手十指交握、苦笑、打哈欠」等會讓對方覺得失禮的動作是絕對要避免的。

●不要做出「抖腳、手上拿著東西玩、抓癢」等動作。除了點頭以外，基本上最好不要活動身體

對於有ADHD傾向的人來說，抖腳或手上拿著東西玩，也是一種「讓不易保持的專注力持續維持」的開關。由於不管是誰，遭受責罵時，壓力都會變大，所以這種毛病也會變得容易出現。不過，對於訓斥者來說，會將這些毛病理解為「沒有在聽自己說話」的信號。

●也不能一直持續道歉到對方沉默為止

如同實例那樣，某些類型的人會一直不斷道歉，像是要把對方的責罵聲蓋掉似的。有的人那樣做是為了表示自己的誠意，某些有點狡猾的人那樣做，則是為了讓對方閉嘴，使說教快點結束。

不管內心怎麼想，此方法都不好。就算當時能夠讓對方閉嘴，縮短說教的時間，結果還是會讓對方感到不滿，對之後的人際關係造成影響。

如同先前的步驟中所示，道歉的詞語會用於一開始、最後，以

遭受責罵時，不能做的行為

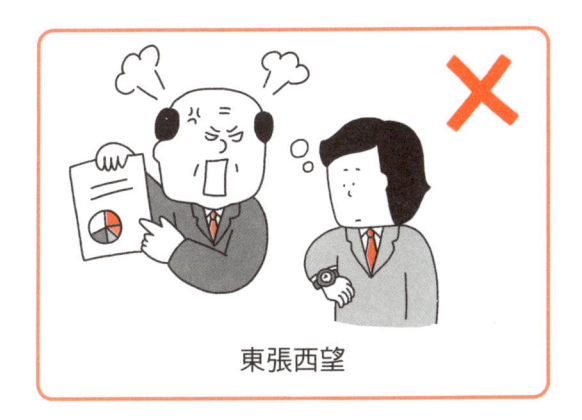

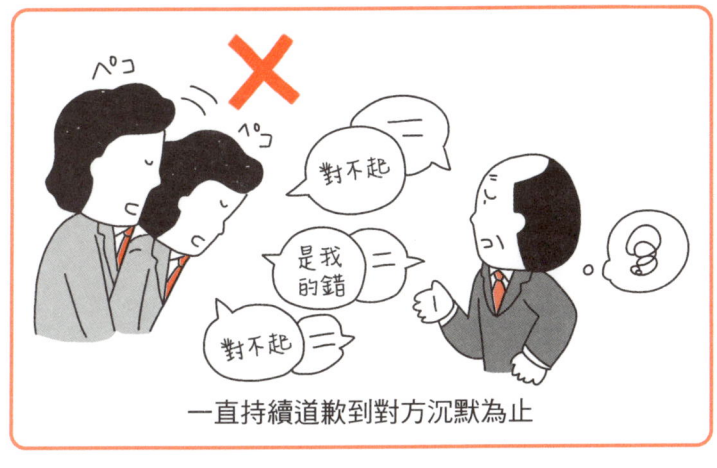

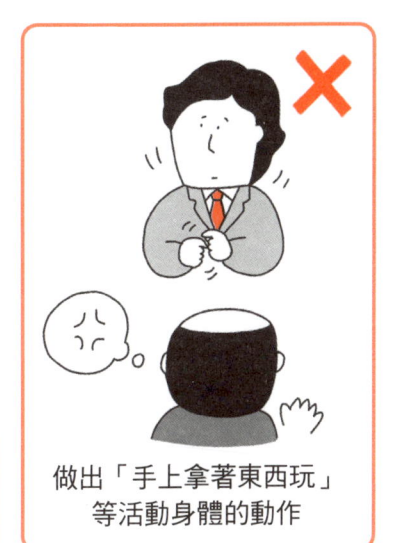

✗ 東張西望

✗ 做出「手上拿著東西玩」等活動身體的動作

✗ 一直持續道歉到對方沉默為止
（對不起／是我的錯／對不起）

在以上所列舉的NG事項中，包含了只要患有ASD或ADHD，就很容易在無意中出現的毛病與行為。只要事先了解到「這些毛病與行為偶爾會將自己也沒想過的信號傳送給對方」，在剎那之間，就能形成一種有助於自制的契機。

及進行說明前，使用時請以重點為主吧。

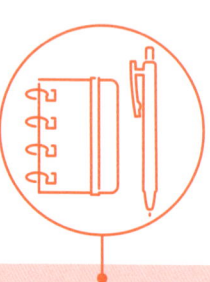

搞不懂行程表的商量方法

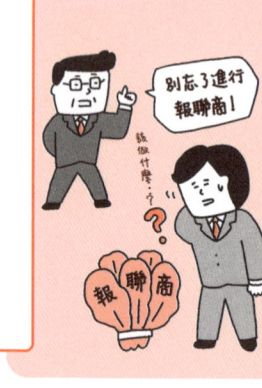

對策
- 為行程的添加方式加上規則吧
- 事先決定行程重疊時的判斷標準

在學生時期，行程都是被別人事先安排好的，只要老實地依照行程來行動，就不用感到猶豫，但出社會後，變得必須一邊與其他人交涉，一邊自己決定行程。

不過，**預測或估算**，對於ASD・ADHD患者來說，都是容易感到棘手的事情之一。舉例來說，目前正在處理的工作，還需要大約幾個小時才能完成呢？要到什麼時候，工作才不會那麼忙。若這種傾向很嚴重的話，就會很難做出必須預測未來狀況

原因
不擅長預測或估算、變更行程表

實例
不會挑選事前會議的候選日期

因為工作的緣故，要打電話給客戶。

「那麼，我想要與您見面，請讓我確認一下樣品。」

「好的，請多指教。」

「關於日程，可以用電子郵件寄幾個候選日期給我嗎？」

「啊⋯⋯好，我知道了。那麼，我稍後會寄。」

掛完電話後，我感到非常苦惱。糟了，我很不擅長挑候選日期，明明平常都是拜託對方挑選，今天卻被對方先一步要求了。

我不得已只得確認行程表，雖然行程並沒有那麼滿，但空檔多歸多，反倒又讓我猶豫不決起來。在這些日子之中，最不可能安排其他行程的是哪一天，我也不知道。倒不如說，要是只有一天有空的話，就不用猶豫了。我甚至想要乾脆在對方面前打開行事曆手冊，請他從空檔中挑選想要的時間。

148

透過電子郵件來探聽時的範例文章

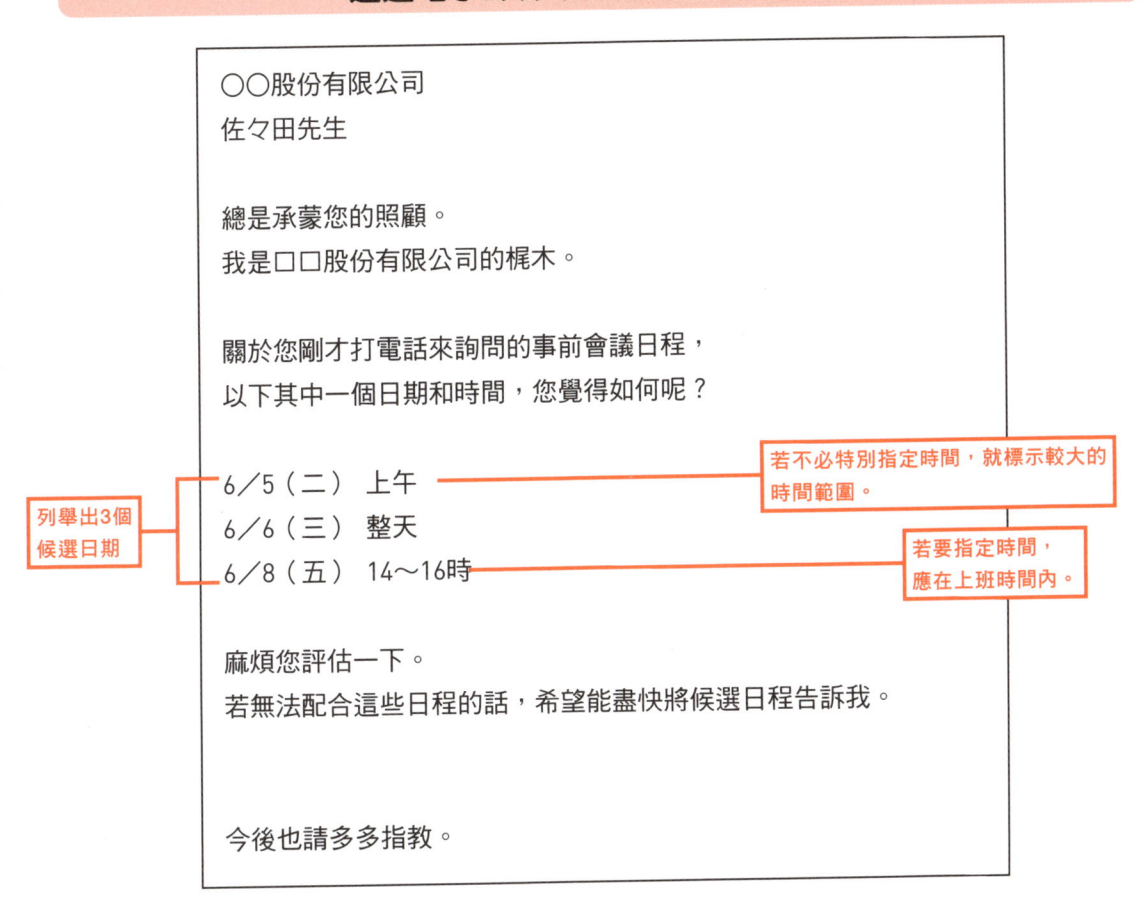

○○股份有限公司
佐々田先生

總是承蒙您的照顧。
我是□□股份有限公司的梶木。

關於您剛才打電話來詢問的事前會議日程，
以下其中一個日期和時間，您覺得如何呢？

6／5（二）　上午
6／6（三）　整天
6／8（五）　14～16時

麻煩您評估一下。
若無法配合這些日程的話，希望能盡快將候選日程告訴我。

今後也請多多指教。

列舉出3個候選日期

若不必特別指定時間，就標示較大的時間範圍。

若要指定時間，應在上班時間內。

探聽行程表時的禮節

主動向對方探聽候選日期和時間的約定。

也不擅長變更暫且決定好的行程。當這種傾向很強時，舉例來說，無法變更「單獨去購物的行程」等可以挪動到其他日子的行程，有時甚至會推辭重要的事情。

解決方法　為行程的添加方式加上規則吧

獨自決定自己的行程時，最好要事先制定關於「行程的添加方式、行程表的變更方式」的規則。

另外，為了「約訪客戶」等目的而和別人對照行事曆時，有幾項禮節要注意。在決定行程時，最好也要事先將這點加到規則中。

149

間時，**如果可以的話，要列舉3個選項**。即使行事曆中有很多空檔，也不必列舉更多選項。

尤其是，若不必指定時間的話，最好透過「23日的上午」、「25日的下午」這種較大的時間範圍（上午或下午）來探聽，請對方決定方便的時間。

需要由自己來指定時間的場合，只要沒有特殊理由，就要在「上午10時～11時或下午14時～16時」的範圍內來決定（白天上班的情況）。之所以這樣選是因為，此範圍在一般公司的上班時間內，而且不會與午休時間重疊。

除了緊急情況以外，要避免探聽較近的日期和時間。若時間有1週以上，就列舉出如同前述那樣的日程吧。

在目前這個時代，大多會透過電子郵件來決定事前會議的日期和時間。此時，要透過上頁那

事先決定行程重疊時的判斷標準

比起私事，以工作為優先是最基本的，說是這麼說，但像是「比起親屬的婚喪喜慶，更優先考慮平常的工作」啦，以及「明明沒有特別緊急的工作，超過下班時間也繼續加班」都不是好的選擇。

另外，「先到先得」這種決定順序的方式也不正確。這是因為，之後也可能會加入更加重要，且無法變更日期和時間的行程。

當然，不要讓行程重疊是最理想的做法，但只要行程重疊的情況持續增加，有時就會很難避免這一點發生。當行程重疊時，要做出「以何者為優先」的判斷，決定要挪動行程後，應聯絡相關人士，

拜託對方調整日程，依照情況，有時必須取消行程。

此時，請說明理由，讓對方了解到「若是那樣的話，以那邊為優先也是無可奈何」。

因此，請事先決定「當行程重疊時，用來做出選擇的判斷基準」吧。

此時的判斷基準為，**那件事的日程是否能夠挪動**。親屬的婚禮等的日期和時間一旦決定，就無法變更。另一方面，若是要和客戶方的負責人事前開會的話，日期和時間也許可以重新再約。雖然親屬的婚禮是私事，與客戶的事前會議是工作，但這種情況下，要以無法變更日程的婚禮為優先。

只要事先如同下頁的表格那樣，決定優先程度的話，就會比較容易做出判斷，變更其中一方的日程。

優先程度的判斷基準

優先程度	事情
A（最優先）	• 家人、近親、好友的婚喪喜慶 • 自己・家人發生重大情況時（生病、受傷等） • 因感染嚴重傳染病而需要療養
B	• 事先在行事曆中的空閒日申請有薪假，而且與朋友・家人有重要的約定 • 工作的截止日期、重要的會議
C	• 與公司外部的人・客戶有關於工作的約定 • 家人發生緊急狀況，但情況並不嚴重
D	• 定期的通勤 • 例行會議
E	• 獨自出門的行程 • 在家中進行休閒活動的行程 • 朋友突然邀自己出去玩
不需要考慮	雖然目前沒有任何行程，但也許會加入某種行程。

藉由決定判斷標準來消除加入行程時所感到的不安

如果是不擅長預測未來的ASD患者，即使行事曆很空，但還是會對「之後會加入某種行程」這一點感到非常不安。「也許會因為某種緊急情況而無法履行約定」、「之後也許會加入更重要的事情」甚至會考慮到這種可能性，對「加入行程」這件事感到猶豫。

藉由**把行程視為可以變更的事情**，並事先在內心中好好制定規則，就能夠逐漸消除「把行程加到行事曆中時所感受到的恐懼」。

不過，雖說沒有優先考慮，但也並非就能捨棄。在流程中，必須聯絡相關人士，請求對方協助或變更日程。

明明沒有惡意，卻得罪對方

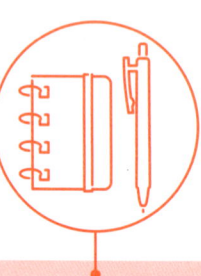

策 事先了解談話中該做的事與不該做的事

實例　明明打算正常地交談，但卻惹怒對方，被說「沒禮貌」

自己明明不打算說任何壞話，但卻經常會惹怒對方。在商量工作的事情時，對方有時也會突然生氣地說「明明是為了你才說這些，但你卻一副事不關己的態度」。

不知道是哪裡惹怒對方了。

原因　因障礙而容易出現的毛病或特徵會對溝通造成阻礙

一旦患有ASD或ADHD，就容易出現許多種毛病與特徵。

舉例來說，ADHD患者會出現「抖腳、手上拿著東西玩」等過動症狀。如果是ASD患者的話，則會出現「避開他人視線、聲音過大或過小」等症狀。如果這些特徵出現在工作往來中的話，都會讓對方留下不好的印象。

另外，由於ASD患者缺乏社交能力，ADHD患者帶有衝動性，所以一般來說，這類特徵一旦出現在他人面前，就會做出很失禮的行為。舉例來說，像是「打哈欠、托腮、咳嗽或打噴嚏時沒有用手摀住嘴巴」等。

此外，即使是工作事項，也並非只要傳達資訊即可。「報聯商」也是人與人之間的溝通，在表達時，還是必須要仔細考慮到對方的心情。對於不擅長理解對方心情的ASD患者來說，這一點也是會使工作往來產生困難的原因。

152

第4章 想要變得擅長進行「報聯商」

在工作中，交談時應注意的事項

之一。ADHD患者有時也會因為直率的措詞而惹怒對方。

解決方法

事先了解談話中該做的事與不該做的事吧

為了避免得罪對方，重點在於，**要事先了解「談論工作事項時的不成文規定」**。雖然要留意、遵守這一點，相應的忍耐與努力是必要的，但若不了解這一點的話，就會連該怎麼努力都不知道。以下會列舉出，在談話中應注意的事項與不該做的事。雖然無法全部介紹，但主要會列舉出比較容易注意到的事情、容易出現的毛病。

● **被別人搭話時，要回答「是」，然後將整個身體轉向對方**

當有人向自己搭話，並呼喊自己名字時，首先要回答「是」。接著，要轉向對方，此時，不要只轉動臉部，而是要盡量讓身體正面朝向對方。另外，坐著時，若被上司或客戶等地位較高的人搭話的話，就要站起來。

● **聽到呼喊某人的聲音時，總之先朝向發出聲音的方向**

即使沒有被呼喊名字，但有聽到呼喊某人的聲音時，首先要把臉轉過去那邊。若對方看著自己這邊的話，就表示對方是在叫自己。

● **如果是自己要開口叫人，請先用對方的名字來稱呼**

話雖如此，如果像前述那樣不直接叫出名字，對方確實會比較難察覺。因此當自己要向某人搭話時，請先說「不好意思，○○先生／小姐」，這樣用名字來呼喚對方。

● **不要突然就切入正題，先確認對方的情況後，再開始說**

「請問現在方便嗎」先這樣問，獲得對方同意後，再開始說正事。當情況很緊急時，要像這樣再加上一句「我有急事要說，請問現在方便嗎」。

若對方說「現在不太方便……」的話，就回答「我知道了。那麼，我之後再問」並暫且離去。之後，可以觀察機會，再度搭話，也可以寄送電子郵件。

● **要加上「謝謝」或「對不起」**

獲得工作上的協助或建議時，要說「謝謝」。被人提醒時、事情不順利時、想要與人商量、尋求

協助時，都要說一聲「對不起」。藉由多留意這一點，就能大幅消除「事不關己」的印象。

● 要把話說完

關於不易說出口的事情，請不要在語尾使用含糊不清的說法。

舉例來說，當身體不舒服，想要早退時，「不好意思，我的身體有點不舒服……」這種說法便是如此。在這種情況下，應清楚地傳達想要拜託的事情，像是「不好意思，我的身體有點不舒服。因為今天沒有緊急的工作，所以您同意的話，請讓我下午提早下班」。

> 在工作中，交談時不該做的事

● 除了點頭與對話中必要的肢體語言以外，多餘的身體動作

談話時，請專注在談話內容上吧。打哈欠、手上拿著東西玩、托腮、抖腳等行為，會讓對方留下「沒有專心聽別人說話」的印象。要打噴嚏時，應用手摀住嘴巴，並道歉說「對不起」。

● 對公司內的工作進行評論・批評

要避免使用讓人覺得是在「評論・批評同事或上司的工作」的詞語。也許會令人感到意外，但給予自己的工作負評也不好。那樣做會給人「事不關己」的印象，也可能會讓人覺得「沒有認真地面對工作」。另外，那樣做也可能變成是在貶低曾經一起間接工作過的人。因擔任主管而必須對部下評價時，以及因為業務命令而需自我評估時等情況，當然另當別論。在沒有必要時，還是不要評論工作吧。

● 沒有與對方的視線交會，看著旁邊

與對方交談時，要朝著對方的臉。看著對方的眼睛時，如果會給人「怒瞪、緊盯著」的印象的話，就把視線放在對方的額頭或嘴邊吧。

● 做出會打斷談話的行為，或是在談話途中，突然提到完全不同的話題

舉例來說，在談論工作的事情時，突然說「這邊沾到東西了」，並把手伸向上司肩膀的行為，即使是出於好意，也會很失禮。在

在談論工作時應留意的6件事

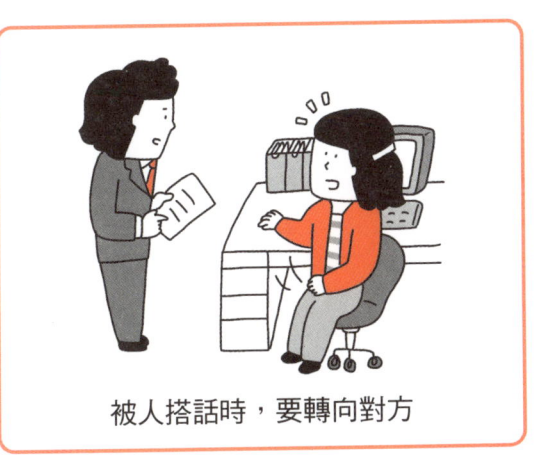

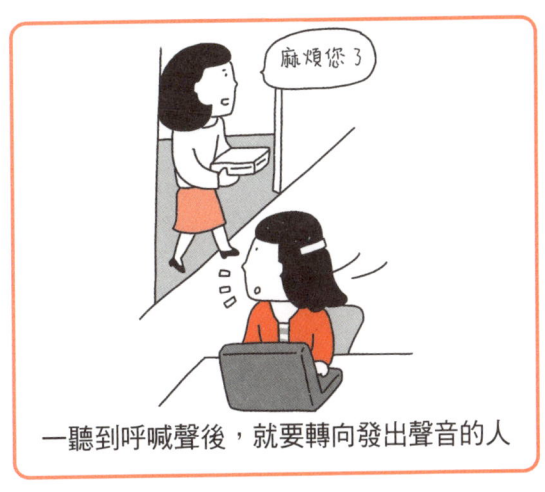

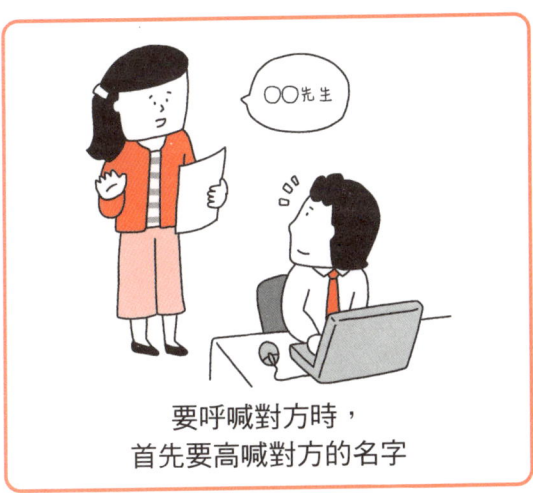

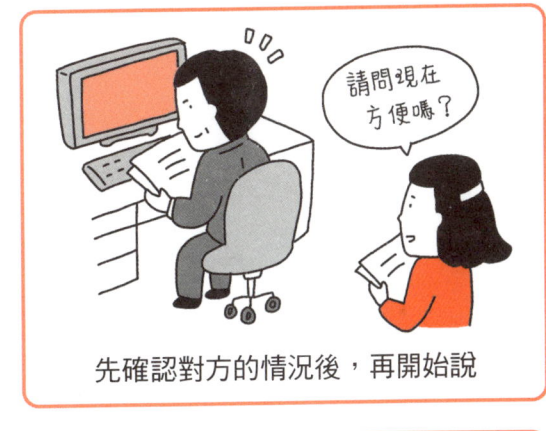

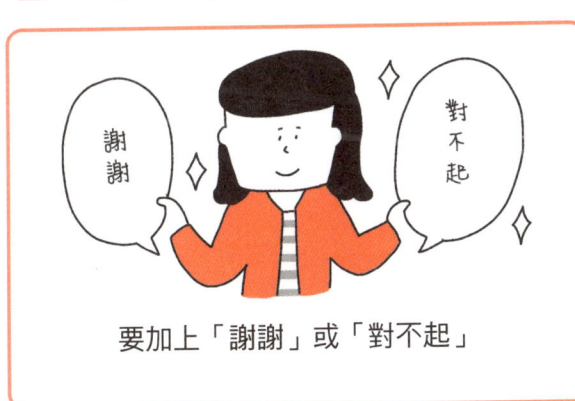

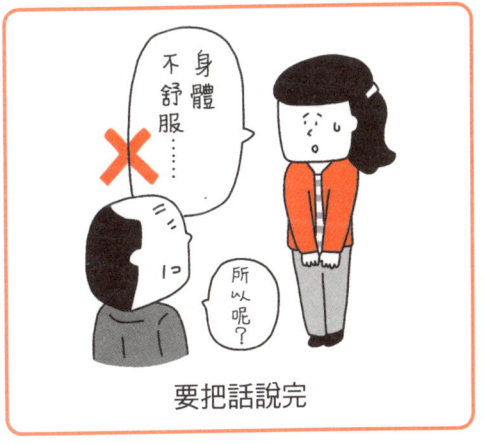

被人搭話時，要轉向對方

一聽到呼喊聲後，就要轉向發出聲音的人

要呼喊對方時，首先要高喊對方的名字

先確認對方的情況後，再開始說

要加上「謝謝」或「對不起」

要把話說完

交談時不該做的事

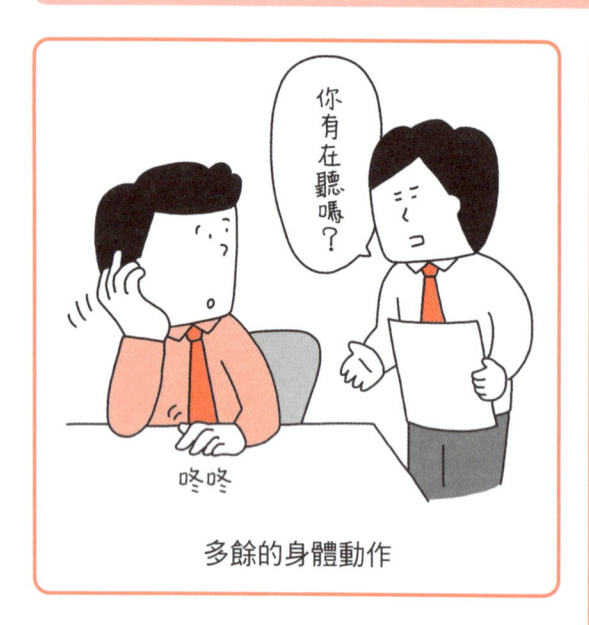

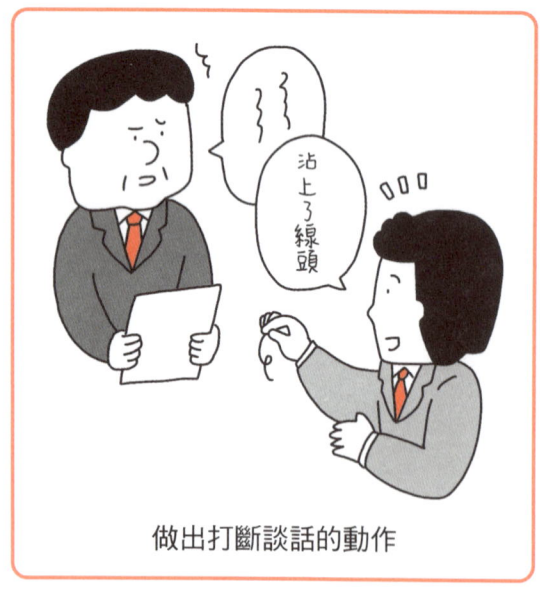

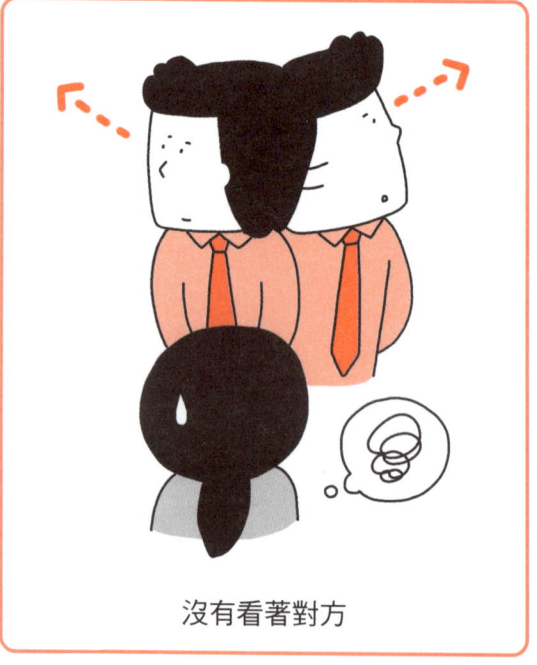

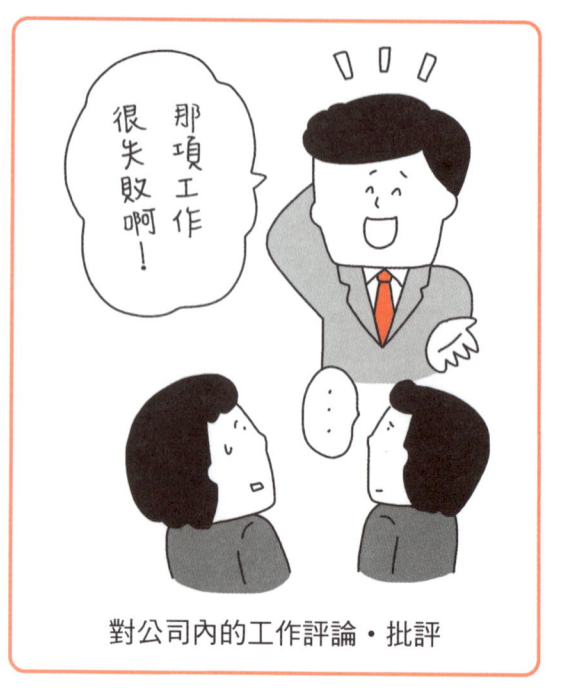

你有在聽嗎？

咚咚

多餘的身體動作

沒有看著對方

沾上了線頭

做出打斷談話的動作

那項工作很失敗啊！

對公司內的工作評論・批評

第 5 章

不擅長進行1對多的溝通，像是會議等

會議、閒聊

原本一帆風順的人，容易在會議或事前商量中受挫。對於ASD・ADHD兩者來說，在1對多的溝通情況中，都充滿了棘手的要素。去分析對自己來說，不擅長會議中的什麼部分，並去找出對策吧。

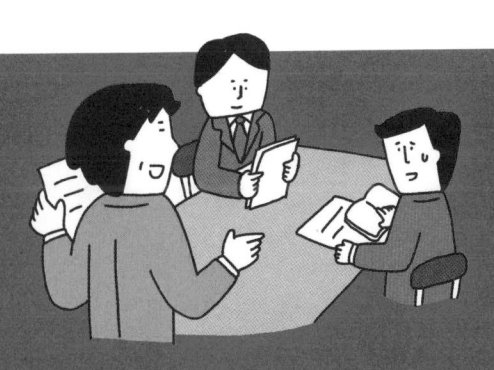

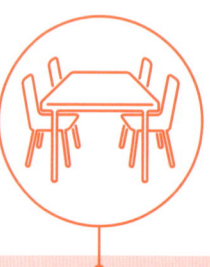

若同時跟很多人交談，就會不知道每個人各自說了什麼

對策
○ 會議前後的支援工作很重要

實例　跟不上會議的流程

我不擅長開會。

在我的公司內，大家很常開會，也會相當熱烈地發表意見，因此會變得搞不清楚誰說了什麼。現在，我也不知道在說什麼，過了不久後，心情也會變差。當然也沒有餘力發表自己的意見。乾脆把已經決定好的事告訴我就可以了，不行嗎？

原因　ASD中常見的聽覺過敏

當很多人同時說話時，會變成聽不出每個人在說什麼。若持續處於那種狀態，身體最後也會變得不舒服。

人們認為這種症狀的原因是，ASD患者中很常見的**聽覺過敏**。

人的腦部有一種功能，能夠忽視現在不需要的聲音，只放大必要的聲音。

不過，ASD患者的腦部不擅長處理這種工作。結果，所有聲音進入耳朵後，會變得無法順利聽出必要的聲音，或者，即使聽得出來，也會對腦部造成非常大的負擔。若持續處於聲音很多的環境下，這種負擔也會對身體造成影響，使身體感到很疲勞。

由於ADHD患者也**不擅長集中精神**，所以會漏聽他人的意見，有時也會就這樣搞不清楚會議開到哪裡。

解決方法　會議前後的支援工作很重要

第 5 章　不擅長進行 1 對多的溝通，像是會議等

座位圖的填寫範例

- 想要持續更新首頁、老闆的想法、公司的顏面
- 首先要挑選業者

- 不能讓截止日期變動
- 首先，要是呈現出成本效益的話……

宮下專務　　北島部長

春山課長

三川
擔任會議記錄

自己

- 我有候選業者。
- 部門內的負責人的能力為業餘程度，很難處理更難的工作。

若要與主要業務同時進行的話，光靠一個人很難再承接更多工作

在這個問題中，依照聽覺過敏的嚴重程度，應採取的對策會有所差異。若真的無法同時和許多人交談，就應該好好與公司商討對策。正是在這種情況下，也許才能夠拜託公司，讓自己採取「只事先提交必要的資料與意見，不出席會議，只請人告知會議結果」這種應對方式。

只要努力，就能聽懂，但會稍微有點難受，也沒有餘力發表自己的意見。若處於這種階段的話，依照方法，也許能夠改善情況。

會議前，要把所有已知的事項都寫出來，製作自己專用的資料

舉例來說，**要事先把所有已知的會議相關事項都寫出來**，像是會議的出席者、會議的主題、自己的發表內容、應確認的事項等。要寫出來的項目也包含了，已經完全記住，沒有必要特意寫出來的事情。

事先寫在資料中，不是為了事先記住，而是為了「即使忘記也無妨」這一點。這樣做是為了，事先讓腦部空出相應的容量，把這些容量用來處理新的資訊。

關於自己的發表內容等資料，

最好要事先準備可以直接照著念的資料。光是能省下逐一尋找表達詞語的工夫，就能減少對腦部造成的負擔。要寫出來的項目，如同下頁所示。

在一張稍大的紙張中畫上座位圖，然後可以直接將這張紙當成筆記用紙。藉由在圖上的名字附近做筆記，就能以簡單易懂的方式記錄下，誰做了什麼樣的發言。

準備座位圖，讓人容易對出席者的長相・名字・發言產生連結

若已經事先決定好座位的話，就要如同前頁，**事先準備座位圖**。若非如此，則要準備圖片等到出席者就坐後，再寫上名字。

「不過就是同事和上司的名字嘛，我都記得喔」也許有人會這樣想，但這也是一種讓腦部變輕鬆的方法。用眼睛觀看圖片上的名稱與出席者的臉後，會更容易地將發言內容與發言者的名字進行連結。

當某個人發言時，要看著那個人的嘴巴

當有人要發言時，請**看著那個人的嘴巴**吧。藉由觀看聲音的來源，就能掌握距離感，而且會變得比較容易辨別聲音。對於有ADHD傾向的人來說，藉由刻意地固定視線，就能專心地聽那個人說話。

議事錄發下來後，一定要看

想要清楚了解會議中決定的事項時，**閱讀議事錄是最好的方法**。如果議事錄中出現自己沒有印象的資訊時，或者是反過來，必要的資訊沒有被記錄下來時，一定要事先詢問會議的出席者來確認。也許會被提醒「你沒有認真聽嗎」，但那樣做遠比「因無視重要資訊而在之後造成問題」來得好。

在詢問時，別忘了說「對不起」，當對方回答之後，也別忘了說「謝謝」。藉由不找爛藉口，以逐漸建立起「雖然會漏聽事情，但態度很認真」這種印象作為目標吧。

另外，此時也別忘了帶記事本。就算對記憶力很有信心，也同樣要帶。必須一邊多留意，避免詢問相同的事情，一邊將這種態度展現給對方看。

事前資料的製作範例

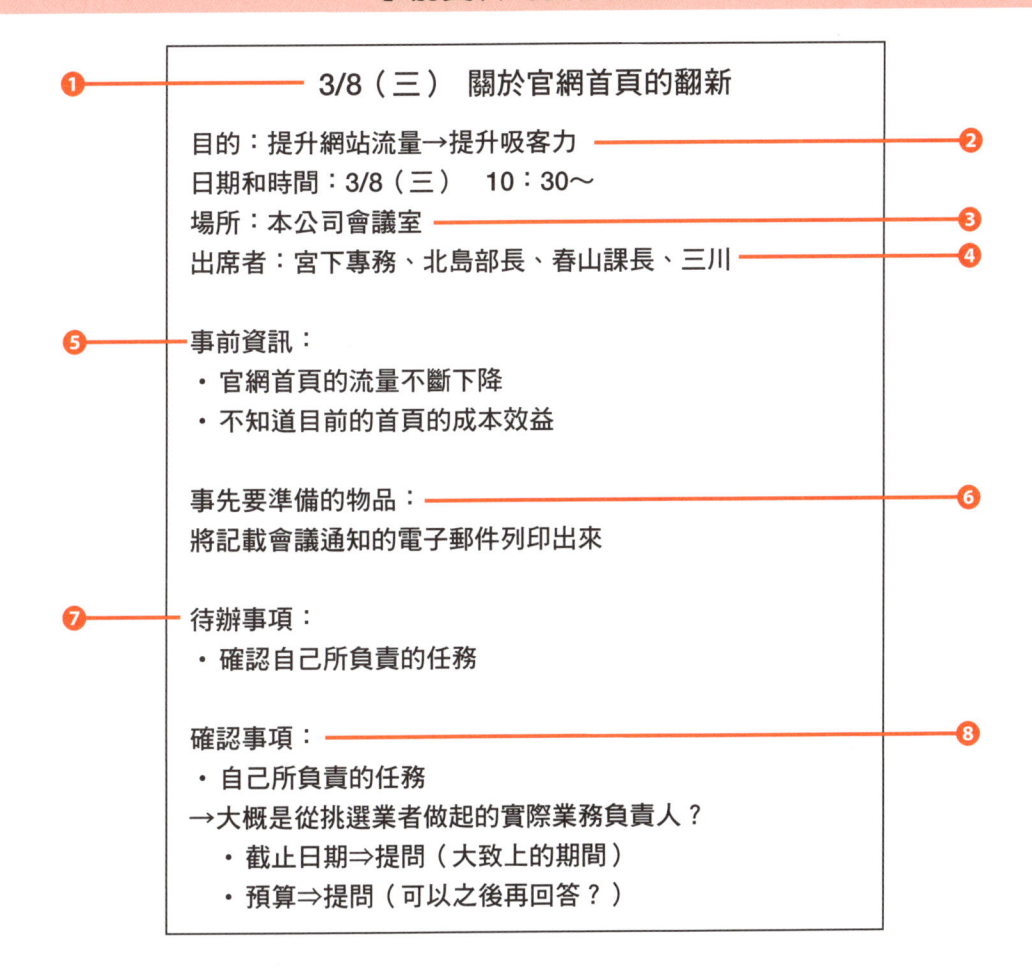

❶ 3/8（三） 關於官網首頁的翻新

目的：提升網站流量→提升吸客力 **❷**
日期和時間：3/8（三） 10：30～
場所：本公司會議室 **❸**
出席者：宮下專務、北島部長、春山課長、三川 **❹**

❺ 事前資訊：
・官網首頁的流量不斷下降
・不知道目前的首頁的成本效益

事先要準備的物品： **❻**
將記載會議通知的電子郵件列印出來

❼ 待辦事項：
・確認自己所負責的任務

確認事項： **❽**
・自己所負責的任務
→大概是從挑選業者做起的實際業務負責人？
　・截止日期⇒提問（大致上的期間）
　・預算⇒提問（可以之後再回答？）

❶ 填寫日期和時間・議題。
❷ 事先寫上，是為了討論什麼事或為了決定什麼事的會議。如果是沒有特定目的的例行會議的話，就先寫上「例行報告」。
❸ 不要只填寫自己公司・其他公司的名稱，如果可以的話，也要記錄會議是在哪個房間舉行的。
❹ 在知道的範圍內，事先寫上預計會出席的人。等到會議實際開始後，若有遺漏的話，就再補上。
❺ 成為該會議召開契機的議案或工作的內容等
❻ 會議資料或簡報講稿等
❼ 在該會議中，自己必須做的事情。即使沒有預計要簡報等，也要事先寫上「確認自己所負責的任務」等事項。即使是例行會議，也可能會因此產生某些工作。
❽ 在該會議中，自己必須事先特別確認的事項。主要是與自己的工作相關的資訊。

明明只是說了自己覺得正確的意見，但周遭的反應卻不好

實例 明明說了正確言論，但周圍的人卻一臉驚訝

連我自己都覺得，在工作的領域中做了很多功課，也看了很多專業書籍，所以覺得自己也具備豐富知識。雖然在會議中積極發表意見，但不知為何，周遭的反應並不好。

「所以說，B方案的設計比較好。在專業雜誌中，也預測了明年的流行色是紫色。A方案過時了喔。」

「這部分已經討論過了吧？客戶都說了要採取A方案，那照客戶的要求去做，不就是我們的工作嗎？」

「既然如此，那為什麼一開始檢討設計方案的時候就要把我拉進來？從現在開始也不遲，可以試著向對方提案吧。」

「既然這樣，那你去做啊。」

「這又不是我的工作。」

我這樣一說完，課長們驚訝地嘆氣，接著就當我沒發表過意見一樣，環視四周，說「還有其他意見嗎」，就繼續討論議題。

原因 優先順序不明確的判斷標準很難懂

拘泥於規則或正確言論，是ASD患者常見的特徵。人們認為其理由在於，**不擅長察言觀色，隨機應變地做出自己的判斷**。有些人對於不確定的事情，會感到非常不安。對於那種人來

對策

- 去思考站在自己的立場上，應追求的「正確」是什麼
- 多留意關於自己所負責的工作的意見
- 釐清「哪裡」有問題，尋求對策
- 不要再重提已做出結論的事項

「專業雜誌的資訊」、「與對方交涉並非自己的工作」都是事實。自己明明說了正確言論，卻總是像這樣不被採納，真是想不通。

162

說，能夠明確地指示出「這是正確的」的事物，是他們的人生指南。擔心指南遭到破壞的巨大不安，是他人無法理解的。

不過，帶著那種堅持時，有時候會很難接受「都有各自的正確之處」這種狀況。

尤其是患有ASD，由於只會對特定事物產生興趣，所以有時會變得無法理解（或是親身體會）**「每個人都有各自的立場和想法」的多樣性觀點**。由於無法想像「從對方的觀點來看，也許會存在其他事實」這一點，所以會片面地認為別人的見解是錯的，演變成無法尊重不同的意見。

這種傾向不只會表現在自己的頑固上，也會表現在不必要的順從上。在沒有建立自己想法的領域中，只要對方強硬地主張說「這才是正確的」，就會覺得「也許對方真的是對的……」，連明顯很奇怪的事情也會服從。明明被視為性格頑固，但有時卻會輕易遭到詐欺，讓人覺得很奇怪。

若要克服這一點的話，第一步首先就是要去接受「每個人都有各自的道理」這項事實。

> **解決方法**
> 去思考在各種的「正確」當中，站在自己的立場上，應追求的「正確」是什麼

若要擺脫ASD或ADHD所造成的頑固性格，首先就必須接**受「每個人都有各自的道理」這一點**。

話雖如此，要是下次因為「畢竟每個人都不一樣」這一點而變得無法發表自己意見的話，那就沒有意義了。

因此，在會議中，要提出意見時，要注意到**「自己的立場」與「時機」**這2個條件。在企業中，

第5章 不擅長進行1對多的溝通，像是會議等

> **Column**
>
> **想要商量工作上的煩惱時**
>
> 在日本各地區的就業服務中心與身心障礙者就業‧生活支援中心，都有提供與工作相關的諮詢服務。
>
> 在就業服務中心與身心障礙者就業‧生活支援中心（俗稱：中點中心）這些機構中，正在考慮就業的障礙者、雖然已經就職，但有工作上的煩惱的障礙者，都可以利用諮詢服務。雖然不會直接提供職業訓練，或是幫忙媒合工作，但會接受關於工作的各種商量，除了提供建議以外，還會介紹適合的制度與資訊。雖然國家與地方政府有提供各種以身心障礙者為對象的就職協助服務，但一般人大多連這些服務本身的存在都不知道。能夠迅速地接收到這類服務的相關資訊，也會成為利用支援中心的優點。
>
> 失業時，若有考慮「想要接受職業訓練」、「想要運用制度來就職」這些事項的話，只要在這些地方諮詢，就能獲得資訊。

角色分工的理由之一在於，透過各自的立場，來歸納多方面的意見。各種立場的人在自己負責的範圍內提出意見，將已決定的事項視為整體的方針，讓工作可以開始進行的過程，就是會議。

在實例中，周遭的人之所以不接受該人物的意見，理由在於「意見的內容與當事人所負責的工作內容無關」，以及「當事人對已決定好的事情提出異議，想要推翻該決定」。

> **首先，多留意關於自己所負責的工作的意見吧**

在提出意見時，首先要思考的是，**在該工作中，自己的立場為何**。舉例來說，負責判斷「該工作是否能夠帶給社會利益」，並表示同意的是經營團隊的工作。工作的內容與進行方式是否有依照

企業的規定、法規，有時候意見能夠順利達成共識，有時卻怎麼樣都無法達成共識。在會議中，當意見出現分歧時，重要的並不是「取勝」，而是要釐清彼此的「為何要選擇該方案」、「為何要反對」，尋求更好的方法。

要在會議中發表自己的意見時，應做好準備，在**會議前事先思考意見的內容與「為何要提出此方案」的理由，並做成筆記**。

在會議中，想到某種意見時，不要突然舉起手，而是要先在記事本中，將該理由寫成文章。接著，在陳述意見時，要依照「結論→理由」的順序來發言，像是「我覺得應該〇〇。這是因為～」。

舉例來說，假設經營團隊提出了「可以調降某項產品的售價，看看是否會暢銷嗎」這項方案，自己反對該意見的話，就必須清楚地說明理由，像是「目前使

法務部門則要思考，要怎麼做才能讓會議中，當意見出現分歧時，重要的並不是「取勝」，而是要釐清彼此的「為何要選擇該方案」、「為何要反對」，尋求更好的方法。

如果自己是設計師的話，大家所期待的意見就是，什麼樣的設計才能讓委託者滿意呢。不過，若你隸屬於製造部門的話，雖然也同意那是一項很好的設計，也許必須表達出「要是持續維持這種設計，其實做不出商品」這種意見。若你的立場為遵守法規的話，也許就必須說「在此設計中，這個部分違反了安全標準」。

在自己的工作範圍內，提出讓人覺得最棒的意見。至於剩下的問題，可以信任各領域的專家。

> **釐清「哪裡」有問題，尋求對策**

在各自的立場上提出意見，有

164

第 5 章 不擅長進行 1 對多的溝通，像是會議等

不要再重提已做出結論的事項

在會議中，自己好不容易提出的意見，有時並不會通過，關於已做出結論的事項，後來也可能會想到好點子。即使如此，「**基本上，不要再重提大家已做出結論的事項**」這一點還是很重要。

不管是誰，在試著做看之前，都沒辦法提出100％的意見，只能在有限的時間內，尋求更好的方法。因此，即使大家對於已做出結論的事項，都有各自的想法，也必須理解這一點，並將其視為整體的方針來遵守。雖說之後可能會想到好點子，但若要逐一地推翻結論的話，不管過了多久，工作都不會有進展。既然要以團隊的方式來工作的話，無論如何都必須決定一個方針，並實行。

試著完成工作後，即使失敗了，也不能說出「我就說嘛」這句話。就算自己個人的意見與團隊的結論完全不同，既然團隊已做出結論的話，就必須採取將其視為「我們自己的方針」，並承擔責任的態度。

到的一部分零件很昂貴，很難進一步降低成本」。

如此一來，經營團隊就不會隨便反對，而且能夠了解到，課題在於「一部分的零件很昂貴」這一點。當有人提出「那麼，就來尋找具有相同性能且更加便宜的零件，讓降價實現吧」，也許就能找到雙方都認同的解決方法。

重要的並非是，堅持自己的「結論」，而是釐清「爭論點」，讓大家一起思考解決方法。

依照情況，也許也會出現「不管怎麼做，其中一邊都會留下爭論點的議案」。在這種情況下，思考「以何者為優先」，也會成為會議中應進行的事項之一。

165

在會議中，對很多事感到在意，無法專注在議題上

對策
- 把注意力集中在「與自己相關的事情」上
- 請人使用投影機來投影議事錄
- 使用語音辨識軟體來將對話過程轉換成文章

實例｜在會議中，會去注意各種事物，沒有理解其他人發表的意見

總而言之我非常不擅長開會。當某個人在發表意見時，注意到了比如「啊，A先生的頭髮有點翹」之類的事情，注意力就會完全被那件事奪走，沒有記住任何重要的意見。即使不是故意這樣，也一點都不會對會議感到無聊，眼睛會自動去尋找各種事，變成完全無法專注在討論上。

而當我心想會議總算要在什麼都不知道的情況下結束時，結果部長說「請大家各自提交報告」。會議內容什麼的，腦袋中根本什麼都沒記住啊！

原因｜ADHD的衝動性、ASD的資訊選擇障礙

ADHD患者的特性為，若是有興趣的事物的話，能夠持續保持過人的專注力，但在另一方面，**若是沒有興趣的事物，就會很難集中精神**。這種「沒有興趣」的判定非常嚴格，即使那件事是自己的義務，真的必須專注才行，也可能被判定為沒興趣。如此一來，下次就會很容易被ADHD的衝動性牽著鼻子走。

在開會時，經常發生的情況為，會去注意到停留在視野邊緣，而且真的很不重要的東西，重要的議題反而什麼都沒聽進去。

以ASD患者的情況來說，由於**不擅長自動辨別對自己來說重要的資訊**，所以在同時與許多人交談的狀況下，這種能力非常弱。完全無法聽懂每個人在說什

166

第5章 不擅長進行1對多的溝通，像是會議等

解決方法 盡量降低對腦部造成的負擔

麼，即使聽得懂，腦中也來不及整理那些話，而且會陷入混亂狀態。就算在某種程度上聽得懂，也會因過度使用腦部而使身體變得疲憊不堪，導致身體不適。某些類型的人，身體狀態容易因人群的喧鬧聲而感到不適，原因也和這一點有關。

基本對策與「若同時跟很多人交談的話，就會不知道每個人各自說了什麼」這個項目一樣。**事先寫出已知事項，來減少必須記住的事，降低對腦部造成的負擔**。若可以使用ＩＣ錄音機，就事先錄音防止漏聽。

留意目前正在說話的人的嘴邊，將視線聚集在該處，對於ASD・ADHD兩者的問題來說，也是有效的方法。以ASD的情況來說，藉由「搭配嘴唇的動作來聽對方說話」，就能透過視覺來彌補「不擅長透過聽覺來取得的資訊」，而且也會比較容易注意到「那個人所說的話」。在ADHD的情況中，藉由刻意地固定視點，就能防止注意力被其他事物奪走。

無論是否患有發展障礙，要在很長的會議時間中，從頭到尾都保持專注，對誰來說都很難。若說「要怎麼辦」，**我認為要把注意力集中在與自己相關的議題上**。只要不是議事錄負責人的話，就不必完全記住、記錄會議的內容。

> **把注意力集中在「與自己相關的事情」上**

Column 試著和有相同煩惱的人交談

為了「想要和有相同煩惱的人交談」的人，日本各地設立了「當事者團體」。只要在網路上搜尋「發展障礙當事者團體」，就能找到各地區的資訊，所以請試著和最近的當事者團體取得聯絡吧。另外，也可以試著在發展障礙者支援中心利用諮詢服務。

雖然如果不是住在東京附近的話，也許就會比較難利用，但有人在新宿經營一個用來協助發展障礙當事者的常設空間。

Necco
https://neccocafe.com

由於負責人也同時經營了一家咖啡廳，所以即使是不擅長「事先聯絡」的人，也會比較容易走進店內。拜訪之前，最好事先調查營業時間與公休日等資訊。

重點在於，要在會議中挑出與自己個人的工作有關聯的資訊。話雖如此，若能輕易做到那件事，一開始就不用煩惱。因此，要運用「若同時跟很多人交談，就會不知道每個人各自說了什麼」這個項目中所介紹的「事前要製作的資料」。

在資料中，**要特別詳細地持續加入與自己所負責的工作有關聯的資訊**。具體來說，就是下列這些內容。

- 自己所負責的業務內容
- 負責相同地點的團隊成員
- 工作行事曆

資料的具體範例

負責業務：2018年度新進員工培訓課程的規劃

成員：馬場（領導人）、猿谷、石澤

行事曆：

　培訓日程　2018/4/3～2018/4/26（18天）

　確定參加人數　～2017/9/1

　確認培訓計畫（XX股份有限公司）

　→向對方確認日程

　培訓場地的選定　～2017/9月底

目前的課題：

　培訓場地→去年所租借的池袋會議室無法使用。

　必須重新選定地點。條件為何？

要確認的事項：

　確認內定者的人數→人事部淺野先生

　確認關於培訓場地的要求→確認人數＆荒木部長

- 工作進度
- 目前的課題、爭論點
- 要求、應確認事項等

事先盡量寫出與自己的業務似乎有關聯的關鍵字。只要這些關鍵字、自己的名字、成員的名字出現在議題中的話，就能將此作為開關，將資訊聚集起來。藉由事先彙整必要的資訊，能產生的作用為，即使突然被要求發言，也能夠放心。

此方法的缺點在於，當專注力的開關被關閉時，若不事先將某種程度的注意力放在話題上，就會無法察覺到關鍵字。若完全專注是100的話，就必須將注意力維持在30～40左右。

ASD和ADHD患者大多無法控制專注程度，不是0就是100。雖然是熟練的工作，卻每天都精疲力竭，在文書工作

168

第5章 不擅長進行1對多的溝通，像是會議等

中，經常出現頭痛或眼睛刺痛的症狀。假使會出現這類情況，也許就符合此類型。

希望這類型的人，能夠盡可能地逐步調整專注程度。首先，試著將專注力調整成50的狀態吧。

請人使用投影機來投影議事錄

在會議中，位於各個不同方向的許多人會說話。對於ASD患者來說，這一點會阻礙自己理解對話內容。對於ADHD患者來說，這一點會使注意力轉移到其他地方。

雖然此方法的前提是，要請參加會議的人幫忙，若某個人有用電腦記錄議事錄，就請那個人將電腦連接投影機吧。而且，**如果是即時記錄下來的議事錄的話，最好直接投影出來**。

在會議中，要是能一直專注在投影出來的議事錄上就好了。即使稍微分心，漏掉一些談話內容，只要閱讀投影出來的議事錄的內容，就能確認遺漏之處。

尤其是視覺優勢效果很強的ASD患者，比起用聲音聽，應該能更加輕鬆地跟上會議進度。

使用語音辨識軟體來將對話過程轉換成文章

因此，我要在這裡介紹Windows系統也能使用的語音輸入軟體。

這裡所使用的，是由Google所推出的瀏覽器專用文書處理軟體「Google文件」。首先，電腦上要安裝Google Chrome瀏覽器。另外，Google帳戶也是必要的。可以使用自己的智慧型手機的帳戶，也可以另外建立一個工作專用的帳戶。

建立帳戶後，打開Google Chrome瀏覽器，接著只要依照下頁的步驟來進行即可。

雖然多少會出現遺漏或轉換錯

試著使用語音辨識軟體來補助

第2章中，我介紹過智慧型手機專用的語音輸入軟體。在聽取指示的時候偷偷帶著就算了，但開會時應該不方便滑手機吧，這種情況也是想像得到的。

不過，若因為「打字速度不怎麼快，因為聽覺過敏，所以對聽懂會議內容的能力沒有信心」等理由而難以實行的話，可以**考慮**一。藉由專注在電腦畫面上，在某種程度上，也是一種避免分心的對策。

雖然很難請人使用投影機來投影，但若可以攜帶自己的電腦的話，自己做記錄也是方法之

誤的情況，並不完美，但語音辨識的精準度相當好。只要能夠跟得上對話過程，就會相當實用。

另外，使用筆記型電腦內建的麥克風，似乎足以清楚錄下在電腦面前說的話，但若要記錄整個會議室的對話，就會很困難。最好事先使用語音聊天專用的麥克風。只要是採用3.5mm插頭的產品，能夠插進電腦的麥克風插孔中的話，基本上哪種麥克風都行。只要使用「語音聊天 麥克風」來搜尋，就會找到很多種商品。

不要突然就嘗試在正式場合中使用，而是要先連接麥克風測試，確認靈敏度後，再開始使用吧。

使用 Google 文件來進行語音輸入的步驟

1 從Google的首頁中，點擊Google應用程式的圖示。

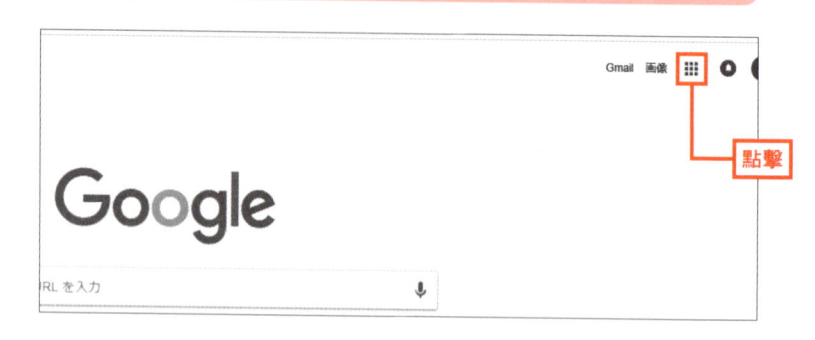

2 點擊「雲端硬碟」，叫出「Google雲端硬碟」。

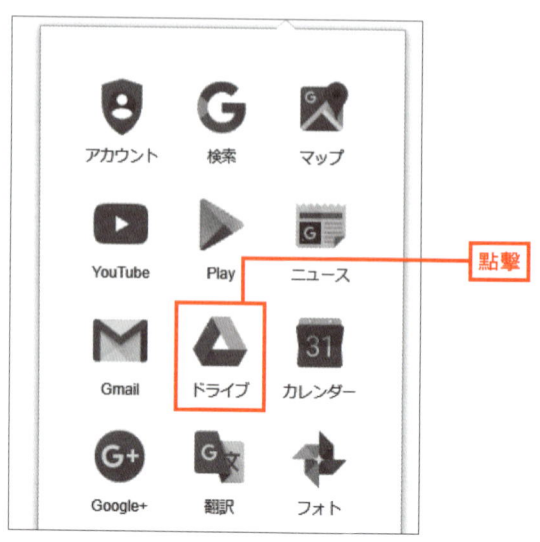

170

3. 從Google雲端硬碟的畫面中，選擇「新增」（❶）→「Google文件」（❷）。

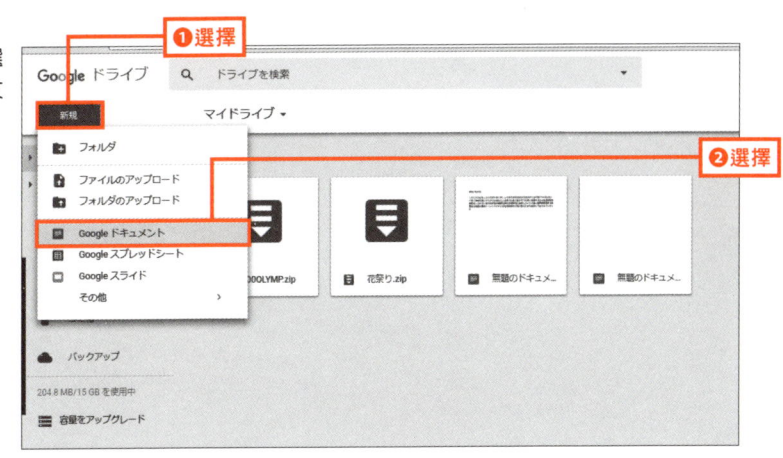

4. 由於已啟動Google文件的新增文件畫面，所以接著選擇「工具」（❶）→「語音輸入」（❷）。

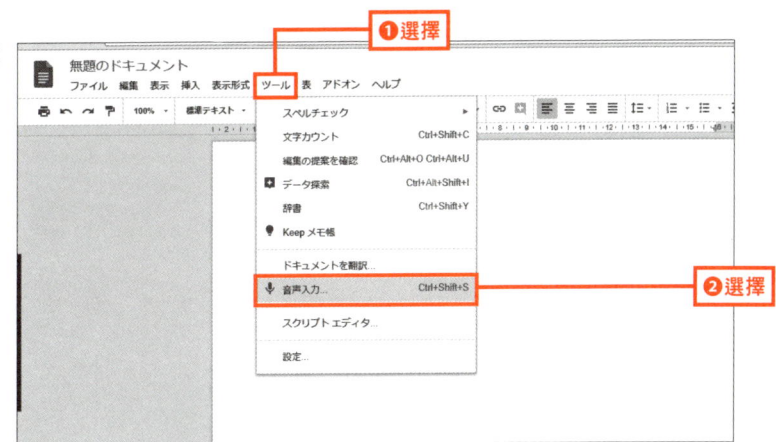

5. 由於已出現麥克風的圖示，所以要點擊該圖示。麥克風的圖示變紅後，就可以開始進行語音輸入。

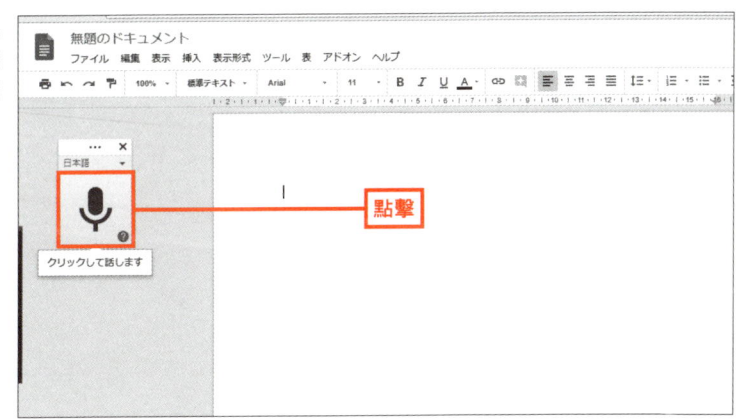

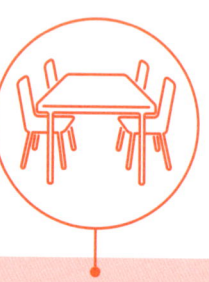

不會加入閒聊。即使加入了，也不知道該說什麼才好

對策
- 一開始先傾聽，從隨聲附和做起吧
- 就算只是笑著點頭致意也沒關係

實例　即使加入閒聊圈子，也只會讓周遭的人掃興

午休時，聽到同事們在開心地聊天。那是自己也有點在意的話題。想要加入聊天行列，便走過去，主動開口說了起來，但周遭的人卻出現「你在說什麼啊？」這種反應。看來話題似乎已經改變了。明明只是因為大家聊得很開心，所以我也想要一起聊⋯⋯。

原因　跟不上與許多人交談的速度

職場中的閒聊對話並沒有明確的目的。因此，話題本來就會不斷變換。舉例來說，話題會從最近看的電影轉變為電影中所使用的音樂，然後再變成看完電影後去的餐廳。明明已經變換其他話題，即使自己突然開口聊一開始的電影的話題，周圍的人也只會出現「咦？那個話題已經結束囉」這種反應。

以ASD的情況來說，由於興趣不廣泛，能夠參與的話題很少，所以很難加入閒聊，也有許多ASD患者會忽視其他人的各種意圖，所以**一旦提到自己喜愛的領域，就會毫不在意周遭的反應，一股勁地持續說個不停**。會形成並非在閒聊，而是「單方面地說出自己想說的話」這種狀況。

以ADHD的情況來說，會因為**衝動性**而立刻將想到的事情（偶爾是傷人的話）脫口而出。而且，經常會在對方說完話之前，就插入自己的話。

172

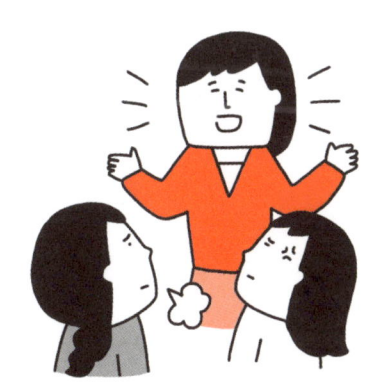

第5章 不擅長進行1對多的溝通，像是會議等

解決方法

一開始先傾聽，從隨聲附和做起吧

不懂得察言觀色，突然就加入對話，而且單方面地說出自己想說的話。這樣做會讓周遭的人對自己留下「自私的傢伙」這種評價。雖然也有「自己想通了，做個『沉默寡言的人』，不加入閒聊」這個選擇，但這裡要思考的是，有助於加入閒聊圈子的對策。

要有說話者和聆聽者，對話才能成立。不管是兩個人在交談，還是一個人和很多人交談，都一樣。想要加入閒聊時，**首先要聆聽說話者的談話內容，一邊隨聲附和，一邊掌握對話的流程吧**。

若自己想要聊的話題有持續下去的話，要等到說話者講完後，再加入對話。

此時，應注意的事項為，自己一提到自己喜歡的事情，就會不知不覺地放大音量，當自己發現時，周圍的人全都聽到自己說話了。請多留意說話音量吧。要自己事先將各種音量的大小設定成0到5，就會比較容易依照情況來分開使用。

要注意說話音量

避免隨意地加入對話。因為那樣會嚇到對方，所以還請那些人的閒聊中「啊，那是～」。相同公司上班，但卻沒有交集的知道的話題，所以就加入雖然自己有的人會因為罕見地出現自己秒，把時間控制得跟對方一了30秒的話，自己最好也說30滔滔不絕地說個不停。若對方說了」，便一口氣將自己想說的話，不要講太久。心想「終於可以說

就算只是笑著點頭致意也沒關係

由於大家似乎很開心，所以自己也想要加入時，不必勉強主動開口說話。只要把臉朝向說話者，**笑著點頭致意，那樣就夠了**。舉例來說，像是下頁那樣的分類方式。

說話音量大小的設定範例

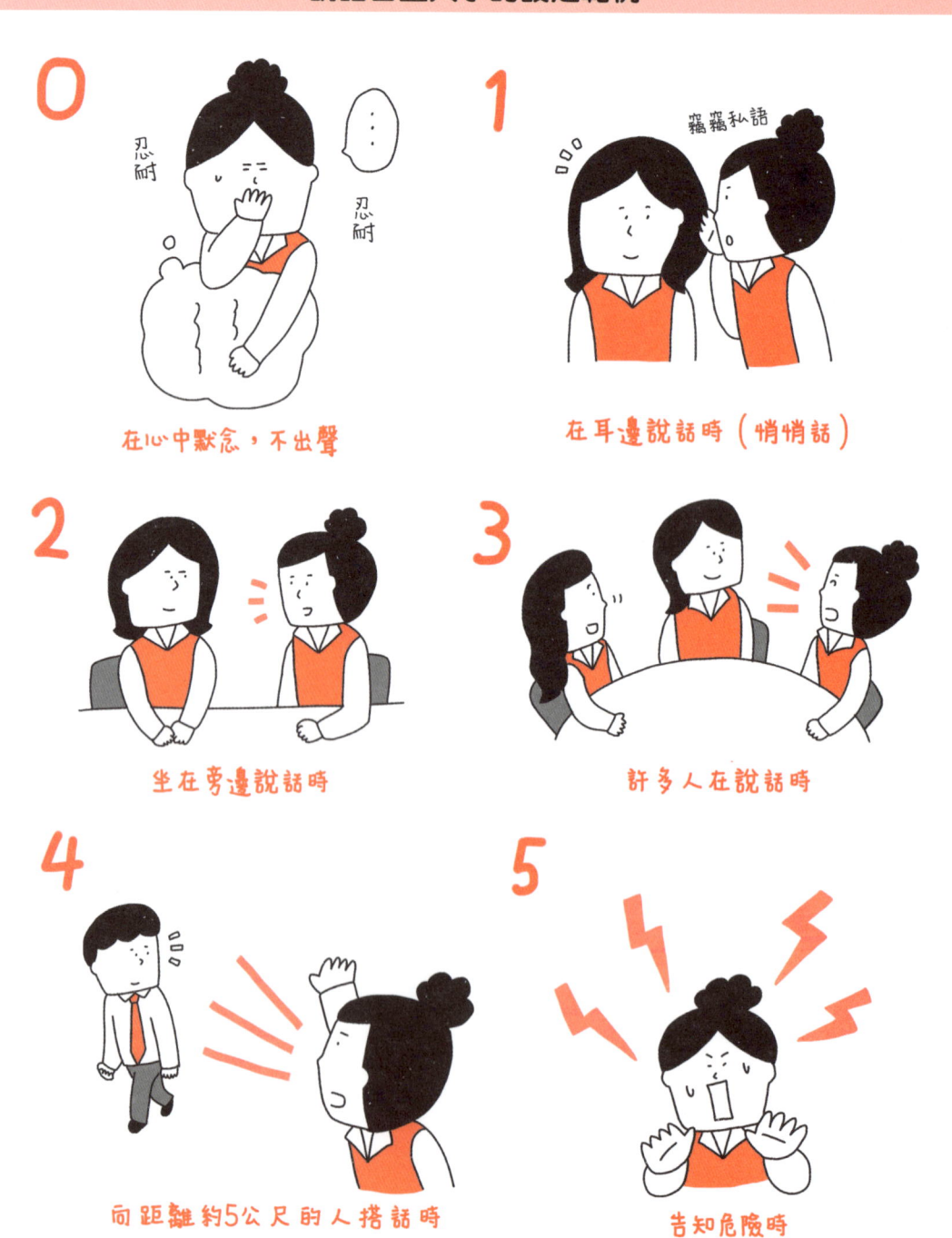

0 在心中默念，不出聲

1 在耳邊說話時（悄悄話）

2 坐在旁邊說話時

3 許多人在說話時

4 向距離約5公尺的人搭話時

5 告知危險時

第 **6** 章

想變得能寫出讓人好懂的文章

文件、簡報、電子郵件

在工作中,有很多要「寫」的東西,像是電子郵件、工作報告、企劃書等。與用說的相比,由於能夠重看自己寫的東西,所以只要事先掌握重點,也會比較容易改善。在本章中,會解說關於工作中的「書寫事項」。

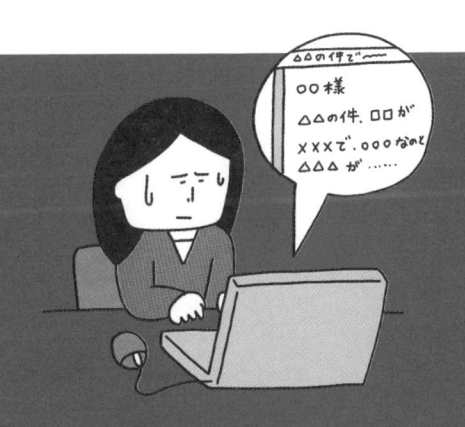

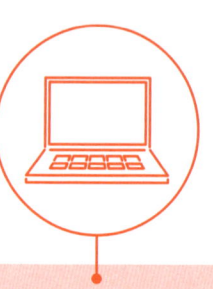

撰寫文件時，搞不懂應傳達的重點

對策

- 明確地寫出希望閱讀者怎麼做
- 透過「一文一義」的方式來寫出好懂的文章
- 聽取指示時，應確認上司所要求的重點

實例 明明打算與人商量，但閱讀文件的人卻不那麼認為

這是關於前幾天去拜訪的Ａ公司的報告書。報告中明明記載了，要和上司商量的內容，但上司卻什麼都沒說。大概是還沒看吧。下定決心問上司「○○先生，關於前幾天與您商量的事情……」，對方卻回答「咦？有跟我商量什麼嗎」。

「那個，我不是有寫在報告中嗎？」

「報告中有寫關於商量的事情嗎？」

「有寫喔。」

「是這樣嗎？」

「太過分了吧。」

「原來如此。那麼，你要商量什麼事？」

雖然最後總算順利地與上司商量了，但這樣的對話卻很常出現。明明自己打算與人商量事情，但對方看了文件後，卻不這麼認為。是我的書寫方式有什麼問題嗎？

原因 對於閱讀者來說，文章不好懂。沒有向閱讀者表達出訴求

我認為，沒有順利傳達想法的理由有２個。

第１個理由為，**文章不好懂**。ＡＳＤ患者過去大多會累積許多失敗的溝通經驗。因此，基本上會對溝通感到猶豫，而且這種不安感會使自己想要完整說明事情，什麼都想寫上去。

或者，由於會忽視其他人的情

176

第6章 想變得能寫出讓人好懂的文章

況，容易變得以自我為中心，所以會有「以為對方也知道自己的想法」這種傾向。因此，會列舉很多自己想說的事情，對對方來說，文章會變得很難懂。

另外，由於ADHD患者會把腦中想到的內容照實寫出來，所以文章內容會變得不通順。

第2個理由為，**沒有向對方表達出訴求**。

ASD與ADHD患者大多都不擅長掌握工作全貌，制定計畫。因此，也很難透過交貨期限來往回推算，想像出「在何時之前，必須請誰做什麼事」。

舉例來說，在先前的實例中，一開始就必須清楚記載「想要和您商量關於○○的事情」。若沒有這樣寫，而是只有描述狀況的話，即使對方看了之後，也不知道該怎麼做。因此，無法得到自己想要的回應。

解決方法
透過簡單易懂的文章，來明確地寫出希望閱讀者怎麼做

會成為重點的是以下6點。

① 閱讀文件的對象是誰？
② 希望對方怎麼做？
③ 為此，要傳達什麼想法呢？
④ 文件中所記載的資訊是否有誤？
⑤ 對對方來說，是否好懂？
⑥ 是否有掌握文書處理的基本格式呢？

只要掌握這6點，應該就能將想要表達的想法傳達給對方。

即使對方不易明白「想要說什麼」、「希望對方怎麼做」，也不必擔心。只要有標明應該寫的重點，並規定格式的話，也有很多人能夠寫出好懂的文章。在這一點當中，工作相關文件的撰寫目的與格式是固定的。不管是「不知道該寫什麼才好的ASD患者」，還是「話題容易變來變去，導致文章變得很難懂的ADHD患者」，藉由**先掌握基本格式，再開始寫**，就能採取對策。

關於工作的文章不是有寫就好。撰寫文章是有目的的。請先思考**「寫這篇文章的目的是希望對方做某件事嗎？還是必須傳達某些想法呢」**，再寫吧。

透過「一文一義」的方式來寫出好懂的文章

據說，若想要寫出好懂的文章的話，**「一文一義」**會很重要。如

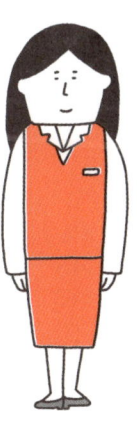

177

同「A是B」、「C會成為D的結果」那樣，意思就是指，一句話只有一個意思。若一句話中帶有多種涵義的話，想要說的事情就會變得很難理解。「撰寫關於工作的文章」這件事，與「發揮創意，寫小說」是不同的。請將每句話都寫得較短，且只有一個意思吧。

記住商業文件的格式

商業文件的文章，**格式是固定的**。反過來說，只要事先掌握格式，就不會變成奇怪的文章。由於發展障礙者不擅長面對含糊不清的事情，所以對發展障礙者來說，具有固定格式的商業文件確實會較容易理解。關於工作報告等文件，每間公司所規定的格式會有所不同。若沒有規定的話，就掌握項目，事先製作自己專用的格式吧。要將文字量控制在1張A4影印紙能夠容納的範圍內。在製作商業文件時，只要依照下列步驟來組成文章，就能寫出符合格式的文章。

① 目的
② 結果
③ 理由
④ 對策方案
⑤ 感想

事實與自己的感想要分開寫

請事先把事實和感想分開來吧，讓閱讀者能看得懂，哪個部分是事實，哪個部份是感想。舉例來說，在報告書中，關於目的、結果、理由這些項目，要記載事實。必須採取對策方案時，要以「自己願意做‧能做的事情」作為前提，寫出自己的想法。在感想中，最好要記載，自己透過這次所報告的工作內容所得到的收穫，並想要將其運用在下次的工作中。

如果到了要寫報告書的階段，還是無法明確地寫出目的的話，可以想到的原因為，一開始聽取工作指示時，沒有充分確認。若考慮到「不知道對方所要求的重點」這項特性的話，一開始聽取指示時，就必須事先詢問上司「為何、為了什麼目的」，確認「工作目的」與「要追求的工作成果」。請將「從聽取工作指示到提交報告的過程」視為一項工作，認真處理吧。

聽取指示時，應確認上司所要求的重點

178

自己專用的報告書格式的具體範例

❻是否有掌握文書處理的基本格式呢？

○年3月1日

田中課長 ❶閱讀文件的對象是誰？

業務2課　吉田太郎

關於拜訪Ａ公司的報告書

如標題所示，因此會進行如下報告

①面談日期和時間　○年2月28日
②面談地點　Ａ公司會議室
③面談者　△△部長、□□課長
④拜訪目的
　・針對Ａ公司官網首頁的翻新工作，決定具體的內容與日程

❹文件中所記載的資訊是否有誤？
❺對對方來說，是否好懂？

⑤結果
　・日程：在5月底前完成翻新工作
　・內容：在3月9日前，對方會聯絡我方，說明具體內容

⑥理由（背景）　❸為此，要傳達什麼想法呢？
　關於日程，依照當初所商量的那樣，在5月底前完成。
　不過，除了原本預定的內容以外，對方想要再增加內容。
　由於會超出預算，所以Ａ公司內必須調整。
　調整所需的必要期間為1週。
　因此，對方會在3月9日聯絡我方，說明最後的內容。

⑦對策方案（商量）　❷希望對方怎麼做？
　商量事項：雖然加入了重新檢視內容的工作，但日程的預定完成日仍是5月底，沒有改變。因此，依照估算，整體的工時會不足。關於人員調整，請另行商量。

⑧感想
　※若有自己的意見、感想的話，請用2～3行來記載。

被說文件的排版很怪

對策
- 累積良好排版的範例，首先從模仿做起
- 套用範本或原有的格式時，不要變更排版

實例

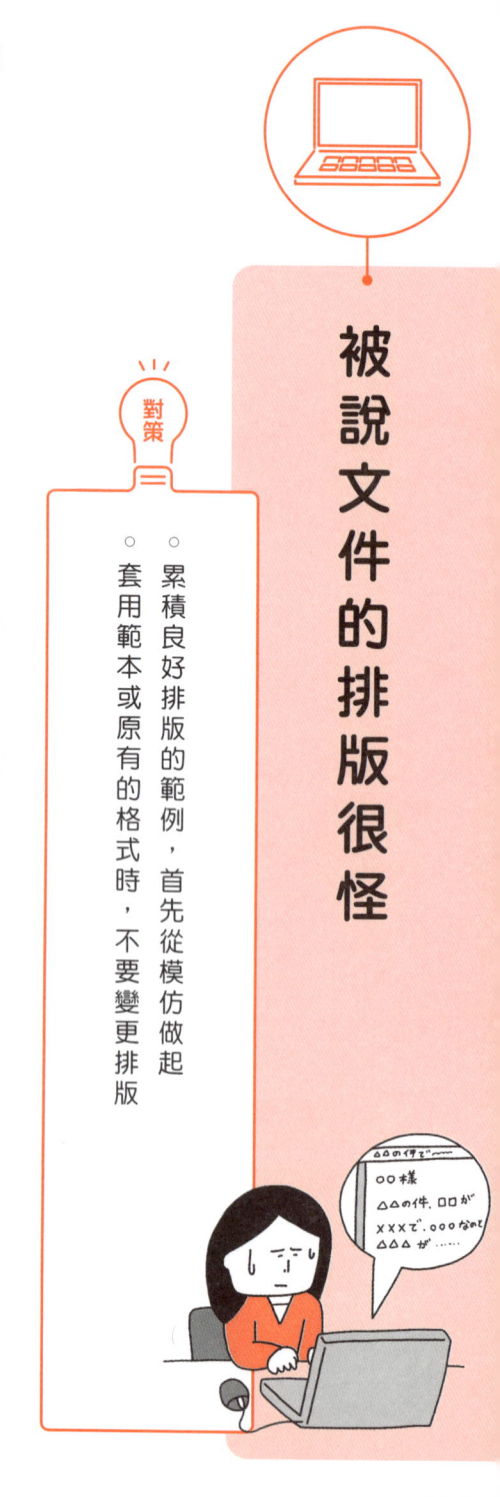

只要內容沒有問題的話，就算使用有點不易閱讀的排版方式也沒關係吧？

「喂A君，你可以過來一下嗎？」

被上司叫到他座位附近後——

「這是你之前提交的報告。」

「請問內容有什麼問題嗎？」

「不，內容很好，不過排版能不能弄得稍微容易閱讀一點啊。」

上司這樣回答。

「那個，具體上要怎麼做呢？」

原因

搞不懂留白的必要性。視覺空間認知能力較弱

「舉例來說，這個留白的部分。沒有必要調得那麼狹窄吧？文字一旦塞滿整張紙，會很難閱讀吧？你不覺得嗎？」

「啊，就是說啊。」

雖然暫且回答了「就是說啊」，但既然內容沒有問題的話，不就好了嗎。說起來，容易閱讀的排版指的究竟是什麼啊？

有的人會把留白部分（邊界）設成比標準來得狹窄，或是透過「自訂邊界」功能，把邊界調到最小。ASD患者不擅長體諒他人的心情，很難與他人產生共鳴。

因此，**不擅長去想像出，文件的委託人最終想要的是什麼樣的文件**。

由於ADHD患者**會想到各種想說的事情，所以會想要使用所有可以用的空間來寫**。

兩者都不會去想到，自己提交的文件，之後會被如何處理。舉例來說，使用打孔機來打洞，然

使用Word來製作文件時，

180

第6章 想變得能寫出讓人好懂的文章

解決方法
累積良好排版的範例，從模仿做起

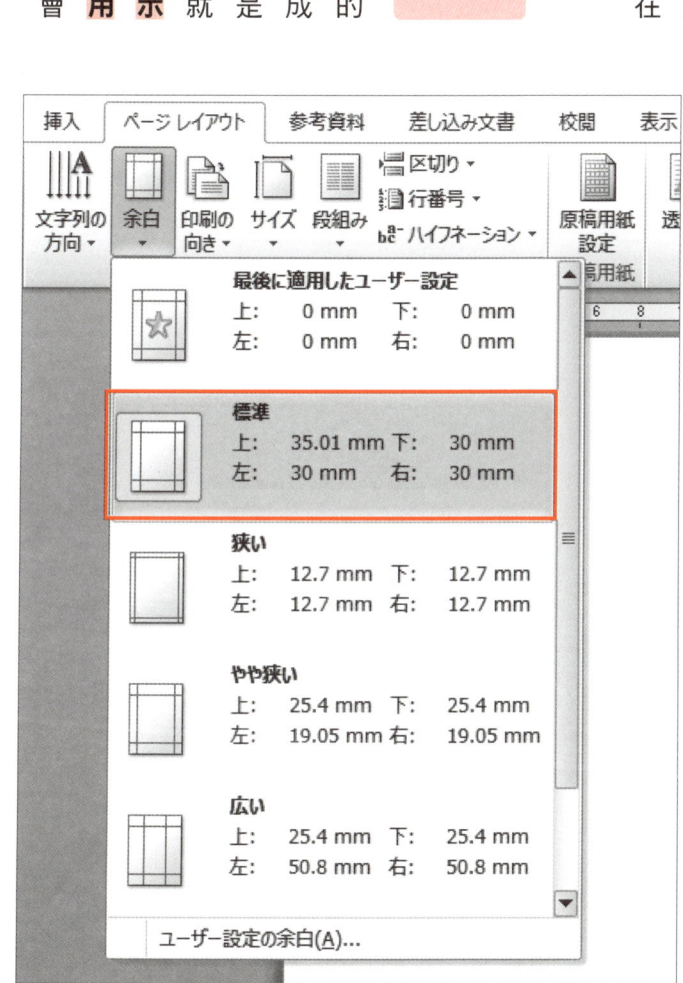

後將資料歸檔。或者，若事前有找到關於裝訂的資訊的話，應該就能理解，一旦把邊界調到最小，印出來的字就會出現缺損。

在發展障礙者當中，有些人**不擅看地圖，缺乏對於圖形或空間的認知能力**。因此，會不擅長設定行距，在A4紙張中配置項目時，無法順利取得平衡。舉例來說，完成文件時，文字都集中在直式A4紙張的上半部。

如果對方的要求事項很籠統的話，指示的事項與自己做出的成果之間當然會產生落差。如果是為了工作而製作的文件的話，就一定會有指示者。在**聽取指示時，請一定要確認相關內容與用途**，像是「自己所製作的文件會被如何使用呢」。

另外，商業文件的格式，並非只用於文章上。除了公司內部所使用的文件以外，像發貨單、請帖、邀約信、合約書等會寄到公司外部的文件的排版，也同樣有規定的格式。

由於許多會寄到公司外部的文件都是公司內部也會使用的文件，所以在製作文件時，不必自己從頭思考。若自己不知道的話，就請上司或同事具體地出示具有良好排版的文件吧。網路上也有許多介紹商業文件範例的網站。當作參考時，最好選擇「不僅有文章範例，也能讓人了解

原則上，文件的邊界要設定成「標準」。

181

文件整體排版方式」的文件吧。收集幾種範例，以紙本或電腦檔案的方式，收進自己專用的資料夾中，藉此來逐漸增加自己專用的文件範例吧。

> **套用範本或原有的格式時，不要變更排版**

尤其是，只要變更邊界尺寸，好不容易弄好的整體版面配置就會變形。邊界尺寸原則上要設定成「標準」。另外，請不要變更已經完成排版的文件。

> **排版的重點**

為了讓版面配置變得容易閱讀，最好要多留意下列事項。

- **1行的字數**
以橫式文章來說，1行的適當字數為35～40字。

- **字距和行距**
要注意的事項為，字距不要太開，行距則要稍微大一點。

- **全形文字與半形文字的使用**
英文字母與數字要統一成全形文字或半形文字其中一種。

- **巧妙地留白**
文字塞得密密麻麻的版面會很難閱讀。在每個段落之間空1行，藉由這類方式來製造出留白區域，讓版面不會很擁擠，就能讓文章變得容易閱讀。

- **裝飾文字**
在想要強調的部分，只要變更文字大小或字體，就能使該處變得顯眼。不過，若濫用的話，也可能會使版面變得很難閱讀。想要強調文字時，請只用於標題名稱或最想要強調的部分上吧。

> **頁數設定方法**

無論如何都無法將文章容納在1頁之內，而是會超出1～2行。在那種情況下，請從版面配置的功能中開啟頁數設定，變更每頁行數。

182

良好排版的商業文件範例

○○○○年○月○日

○○○○股份有限公司
○○部○○課
課長　○○○○先生

■■■■股份有限公司
■■部　吉田太郎

○○年度　新商品發表會的邀請

○○先生您好　祝賀貴公司日益安康。深深感謝平日的特別關照。

　　這次，○○年度的新商品發表會將在下述時間、地點舉辦。百忙之中打擾實在很不好意思，懇請您務必光臨。

敬上

附錄

①日期和時間　○○年○○月○○日星期○　○○時

②地點　本公司展示廳

完畢

聯絡方式
■■■■股份有限公司
■■部　吉田太郎
☎　△△-△△△△-△△△△（直撥電話）

不擅長透過電子郵件來進行溝通

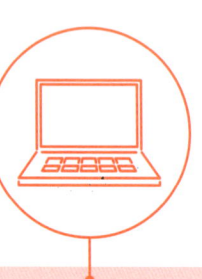

對策
- 掌握電子郵件的格式。

實例　電子郵件中的文章被指出缺點

「電子郵件的回覆，就不能寫得再認真一點嗎？」
「『認真』是指？」
「就是你剛才對於電子郵件中的指示的回覆啊。在回覆中，不要只寫『我知道了』。在面對顧客時，你應該不會也是用這種方式來回覆吧？」
「是啊。」
「咦，饒了我吧。你不覺得那樣很失禮嗎？」
「會很失禮嗎？」
「我說你啊……」

電子郵件的寫法被上司提醒了。就算被說「很失禮」，也不知道哪裡「很失禮」。

原因　邏輯的重視與粗心所導致的錯誤

電子郵件的溝通中，也存在著和問候語一樣的不成文規定。而且，依照「對象是公司內部或外部的人」，使用的詞語也會改變。

雖然周圍的人是透過經驗法則來學習的，但對於重視邏輯的ASD患者來說，**若無法理解意義的話，就會很難付諸行動**。另外，由於不會對「其他人是怎麼做的呢」感興趣，所以有時也**不會察覺到一般的方法**。

另一方面，AHDH患者在電子郵件中常犯的大多是**粗心所導致的錯誤**，像是「忘了輸入標題（主旨）、錯字與漏字、忘了加上附加檔案」等。

而且，還有兩者都會出現的問題，那就是**被持續地反覆提醒後**

184

第6章 想變得能寫出讓人好懂的文章

的結果，在電子郵件的文章中過度使用敬語，使內容變得很難懂。

解決方法
總之要掌握格式

電子郵件也有格式

雖然採用HTML格式的公司正在增加，但從資安的觀點來看，在工作中還是會以純文字格式為主。在純文字格式中，無法突顯文字，也不能變更字體。那麼，若想要讓純文字格式變得容易閱讀的話，該怎麼做呢？下頁中所舉的範例是電子郵件的文章範例。哪篇文章比較好懂呢？應該有許多人會回答右邊吧。

左右文章的差異如下所示

- 1行的字數約為30字
- 每隔3～4行，就會空1行
- 運用符號來強調文字
- 以條列式的方式來呈現並列的資訊

即使是相同的內容，只要留意這些事項，就能使文章變得容易閱讀許多。

日常生活中，我們很常在以LINE為首的各個SNS平台，採用「書寫」的方式來溝通，對吧？SNS與電子郵件是透過文字來與人溝通的工具。那麼，SNS與電子郵件有何不同呢？其差異有2個。第1個差異為，在電子郵件中，**必須要有「標題（主旨）」**，另一個差異則是，由於電子郵件的溝通對象為包含客戶在內的工作相關人士，所以**要對發言負責**。原則上，與商業文件相同，**要寫得「正確·明瞭·簡潔」，讓對方知道要怎麼做**。

由於電子郵件的溝通對象不只有公司內部人士，也包含公司外部人士，一旦出錯，不單是自己，也會對周遭的人造成影響。使用電子郵件的目的是讓工作能順利進行，而且在使用電子郵件時，也有人因溝通上的規定，一旦違反被大家視為「理所當然」的規定，就會讓收到電子郵件的對象留下「真沒禮貌」的印象，或是使對方產生誤解。應該也有人因為被反覆提醒而對寫電子郵件感到很棘手吧。首先，藉由事先掌握電子郵件的溝通格式，來讓自己學會基本的應對方式吧。

> **撰寫電子郵件時的注意事項**
>
> 在寫電子郵件時，運用符號以及空一行，會比較容易閱讀

185

在撰寫電子郵件時，應注意以下事項。

① 標題要正確表達事情的內容

② 附加檔案的容量很大時，請利用「雲端傳輸服務」
→依照不同公司，有時會對附加檔案的容量設置限制。即使特意寄出電子郵件，對方也收不到

③ 為了防止內容遭到竄改，所以採用PDF格式的檔案

④ 不需要使用開頭、結尾、時令的問候語
→在電子郵件中不使用。相對地，在公司外部會使用「總是承蒙您的照顧」，在公司內部則會使用「辛苦了」。

⑤ 經理先生是不適當的敬語
→不限於電子郵件的文章，在商業文件中，不要使用「■■經理先生」，而是要使用「經理 ■■先生」。

⑥ 1行的字數基準為35～40字。
→如同電子郵件排版範例所示

⑦ 原則上，不使用HTML格式
→基於資安與顯示上的考量

⑧ 清楚告訴對方要怎麼做
→應具體寫上，觀看這次所寄送的資料後，希望對方怎麼做，例如「希望能來參加最近要舉辦的展覽」、「為了詳細說明，希望能見面」等。

回覆電子郵件時的注意事項

回覆電子郵件時，**要用「在收到的郵件中按下回覆按鈕」的方式來回覆**。如此一來，會更容易確認內容，也會記錄下彼此間的交流對話，有助於防止「是否有說過某句話之類的意見分歧」的情況發生。最重要的是，這樣就不會寄錯人。

哪篇文章比較容易閱讀？

寫電子郵件時的注意事項

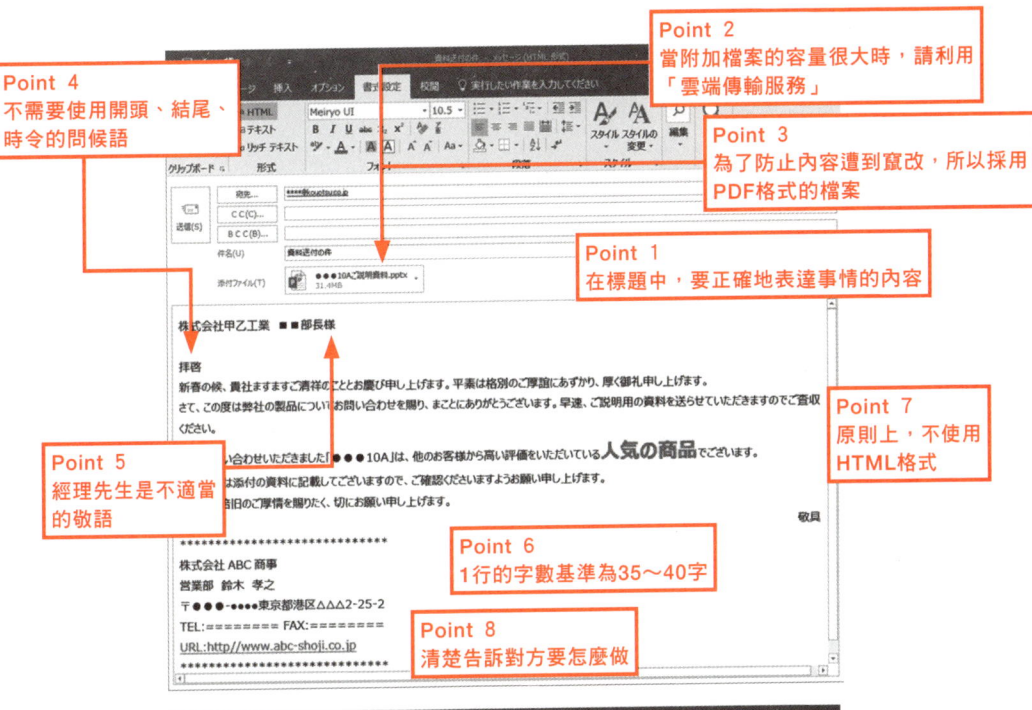

Point 4
不需要使用開頭、結尾、時令的問候語

Point 2
當附加檔案的容量很大時，請利用「雲端傳輸服務」

Point 3
為了防止內容遭到竄改，所以採用PDF格式的檔案

Point 1
在標題中，要正確地表達事情的內容

Point 7
原則上，不使用HTML格式

Point 5
經理先生是不適當的敬語

Point 6
1行的字數基準為35～40字

Point 8
清楚告訴對方要怎麼做

改善範例

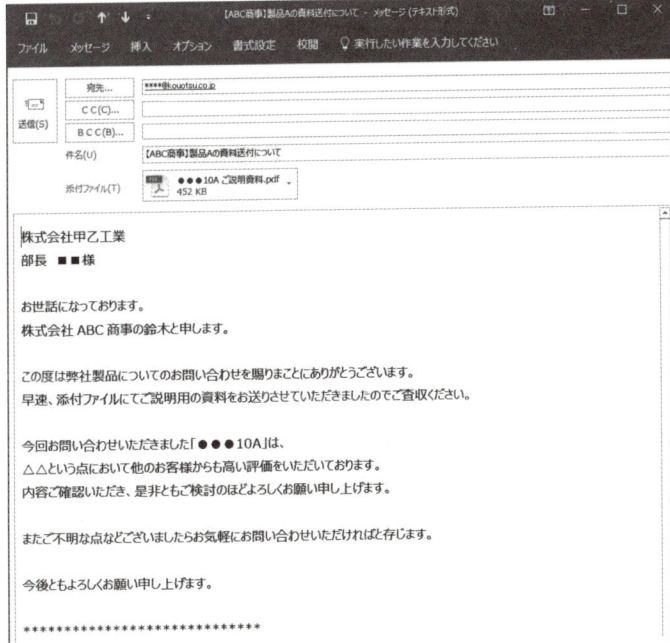

被說簡報做得不好

對策
- 確認簡報的目的後，製作摘要
- 活用PowerPoint的「大綱」功能

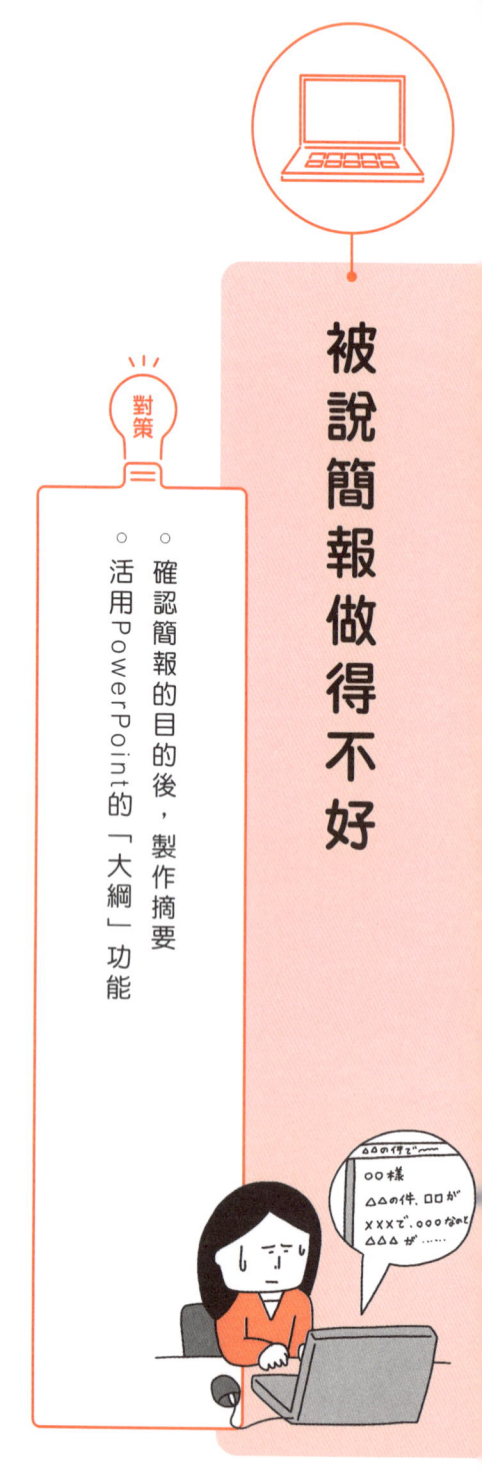

實例 被說要使用PowerPoint來做簡報，但不知道該怎麼做才好

在下次的會議中，要針對目前的工作情況進行報告。上司對我說：「因為其他部門的人也會參加會議，所以請使用PowerPoint做簡單易懂的報告。」

「也就是說，要做簡報對吧？」

「沒錯，拜託你囉。」

就算說「拜託你囉」，我還是不擅長做簡報。說起來，明明自己

在發言時，大家常常會說「哎呀，現在不是在說那件事」、「那個部分你可以再說詳細一點」這類的話。下次的會議，真是令人心情鬱悶啊。在這方面，A先生就很會做簡報，而且在報告時還會引人發笑，真厲害呀。我們之間到底有何不同呢？

原因 簡報的目的沒有符合對方要求

容易做出衝動性發言的ADHD患者，**在談話過程中，會產生各種想法，而且會很快地將想法直接說出來**。因此，會不斷地聊到偏離原本簡報目的的話題，並會被周遭的人說「現在不是在講這個話題」。

容易專注在一件事情上的ASD患者，**會把自己有興趣的某個部分說得過於詳細**。因此，

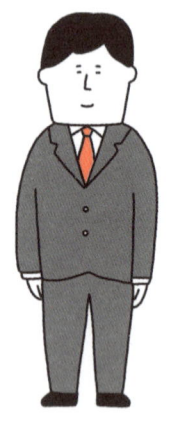

188

第6章 想變得能寫出讓人好懂的文章

關於其他部分，會得到「希望再說得詳細一點」這種意見。兩者的共通點為，沒有符合對方要求。以結果來說，這場簡報沒有將想法傳達給對方。

解決方法

先釐清簡報的目的後，再開始製作簡報。而且要反覆練習發表

腦海中不斷浮現出想說的事情，或者是，因為無法篩選出該說什麼才好而愣住。在這種狀態下，不能因為要做簡報，就突然開啟PowerPoint，在空白畫面前抱著胳膊吧。一開始應該做的事情是，確認簡報的規定時間，並思考下列事項：

- 簡報的目的是什麼？
- 為此，應傳達的事情是什麼呢？
- 要展示什麼資料，才能將想法傳達給對方呢？

等到這些事項確定後，再去思考整體的組成（結構），收集必要的資料和數據，開始著手製作投影片。

另外一個重點為，以完成的投影片作為基礎，反覆練習做簡報，將發表時間控制在規定時間內。請多留意說話速度和音量吧。說話速度的基準為，1分鐘內說出300～350個字。另外，音量的基準為，P174中所介紹的0～5這些等級當中的4。無論簡報內容有多好，若對方聽不清楚的話，就無法傳達給

摘要的具體範例

「目前的服務A課題為○○。為此，我們正在致力於改善這一點。若能夠實現將會有助於提升顧客滿意度，而且還能讓過去非我們公司顧客的人，轉為願意選擇我們公司的服務。讓我們具體比較競爭對手B公司、C公司的服務，很明顯在○○這一點上，我們能夠提供便利性更高的服務。這項業務有助於拓展客群，希望其他部門的同事也能提供協助和建議。」

PowerPoint的「大綱」功能

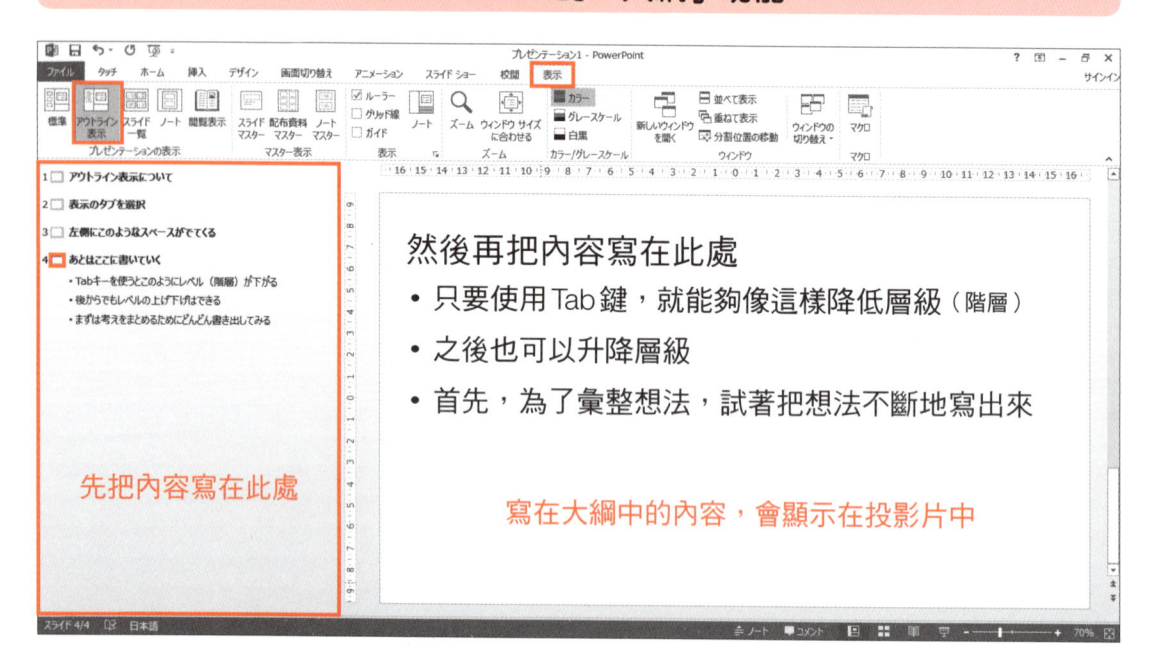

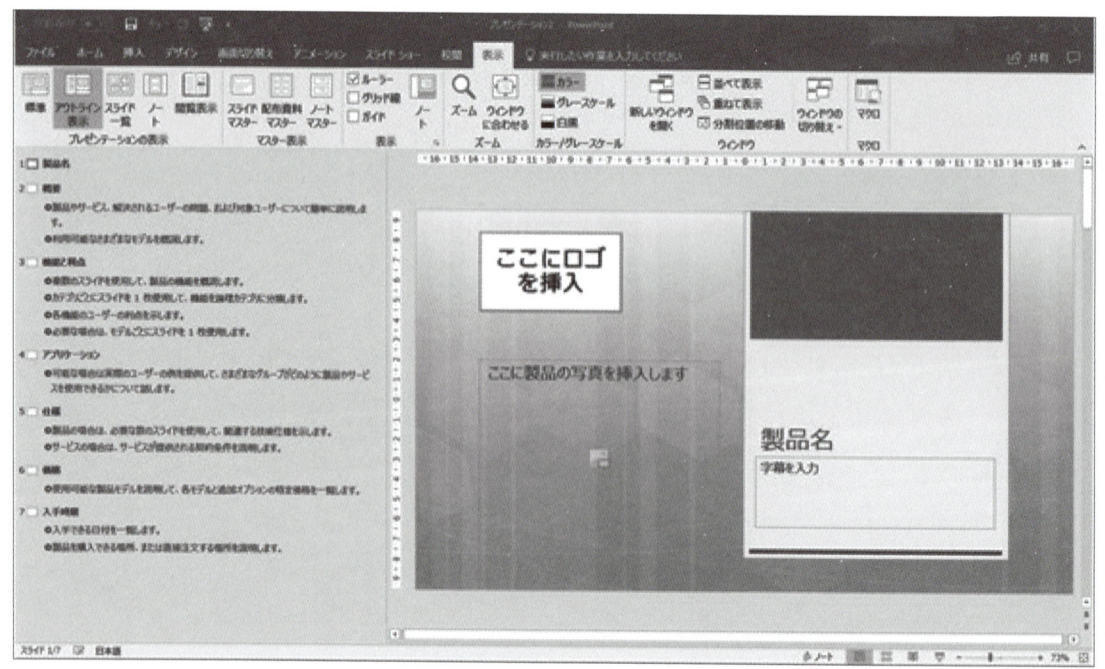

第6章 想變得能寫出讓人好懂的文章

對方。

確認簡報的目的後，製作摘要

舉例來說，在會議中報告業務內容的目的是什麼。必須清楚地說明，希望聽取報告的人怎麼做。若覺得內容含糊不清的話，一定要向上司確認。接著，**試用200個字來寫出，想要透過這次簡報來傳達給對方的事情**。

活用PowerPoint的「大綱」功能

在PowerPoint中，有一種名為「**大綱**」的功能。大綱指的是「梗概」、「概要」。根據製作好的摘要來活用這項大綱功能，藉此就能思考簡報整體的結構。只要選擇「檢視」功能中的「大綱模式」，大綱就會出現在左側。只要在大綱中輸入文字，文字就會顯示在右側的投影片中。首先，根據製作好的摘要，使用大綱功能來整理要說的內容吧。

依照簡報時間來思考投影片張數

一般的標準為，**平均1張投影片要花1分鐘**。當投影片張數過多或過少時，就會無法充分傳達內容。舉例來說，若發表時間為10分鐘的話，就要準備10張投影片。照這樣的方式來思考投影片張數吧。

要注意配色和文字大小

文字尺寸小到讓對方看不見的話，就沒有意義了。至少要把文字尺寸調到24以上。另外，為了突顯文字，也可以變更字型或字型的顏色。

不過，若弄得太浮誇，就會搞不清楚哪裡才是重點。**在投影片中，請將要變更的部分控制在1處吧**。

另外，**也必須注意背景顏色與文字顏色**。如果投影到螢幕上時看不清楚的話，就無法傳達給對方。原則上，請事先把背景設定成白色，把文字設定成黑色吧。

活用範本

在PowerPoint中，也有內建許多範本。由於可以當成簡報結構的參考，所以請好好地活用吧。

讓動畫效果變得簡單

在PowerPoint中，也有內建許多動畫效果，讓人不禁想要使用。不過，要是每張投影片，都讓文字或物件動來動去的話，對方也會很在意那些動畫效果，變得無法專注在簡報內容上。請將動畫效果控制在最低限度，或者，也可以選擇不要使用。

反覆練習

一定要準備發表用的講稿。重點在於，**要用自己的話來寫出每一句話**。為了將發表時間控制在規定時間內，最好要練習至少5次。也必須多留意說話時的速度和音量。若說話速度讓對方聽不清楚，或是說話音量讓對方聽不到，就無法傳達想要表達的內容。另外，若無法將發表時間控制在規定時間內，就必須刪減發表內容。只要事先寫好講稿，就能一邊看著講稿，一邊刪減。請核對目餘的部分，檢查是否有多餘的部分，從優先順序較低的部分刪起吧。

準備用來回答問題的模擬問答集

ASD患者不擅長處理突然發生的事情，ADHD患者則是會說太多偏離主題的事情。對於兩者來說，即使完成簡報後，還是要面對最後一個難關。那就是回答問題。

好不容易克服了簡報，卻在之後的問答環節中陷入恐慌狀態，變得沉默不語。也可能會在回答問題的過程中，不斷聊到其他話題，說了很多廢話。請事先準備好**模擬問答集**吧。想像不出對方會問什麼問題時，請一定要詢問上司或同事，以前曾經問過哪些問題。即使如此，還是出現預料之外的問題時，為了正確地掌握提問者的意圖，所以要先複述、確認提問內容後，再回答。如果是ASD患者，無法立刻回答的話，就先不要急，告訴對方「請稍微給我一點時間」然後先想一下再回答。由於ADHD患者有時會在提問者還沒把話說完前，就急著要回答，所以請把問題聽到最後，只針對提問的內容來回答吧。

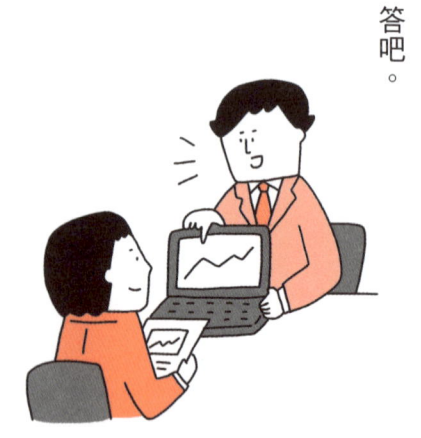

Column ❶

挑選工作時的重點

　　若無論如何都很難適應現在的職場，而且也無法指望他人的關照與協助的話，就不得不下定決心換工作。

　　此時，最重要的是要分析自己的傾向，避開不擅長的事，挑選能夠發揮專長的職場。此外，工作內容當然不用說，職場的氣氛與工作方式等也是重點。

　　在就職前，若想知道那些資訊的話，以大部分的公司來說，唯一的機會就是面試。

　　也許有人會覺得，光是要取得內定資格，就得竭盡全力了。為了避免在新公司內重蹈覆轍，所以會想要事先盡量取得多一點資訊。

　　以下我列舉了一些面試時的重點。

- 「請問貴公司的職場氣氛與人際關係如何？」

　　當對方毫不猶豫地回答「像個大家庭、感情很好、交流很熱烈」時，就表示在職場內，可能需要頻繁地溝通。

- 「關於我應徵的職務，公司有準備工作手冊或培訓制度嗎？」

　　當此問題的回答很含糊不清，或是跟「在之前的公司使自己工作不順利的教法（「OJT」或「前輩的指導方式」等）」一樣時，就很有可能要面對與之前的工作相同的問題。

- 「關於我的工作內容，已經明確決定了嗎？是否可能要接受徵才資訊中沒有記載的工作，或是可能會調動呢？」

　　以ASD患者的情況來說，不希望看到「工作範圍含糊不清、會出現調動，使工作環境產生很大變化」的職場環境。

- 「在貴公司的評價制度中，有特別重視什麼部分嗎？」

　　若能事先制定目標，而且目標的達成與評價之間有密切關聯的話，對ASD患者來說，契合度應該會很好吧。另一方面，以ADHD的情況來說，雖然也要視傾向而定，但在重視「獨創性」、「開拓新市場」等的公司中，比較可能會獲得好評價。最好先充分地分析「與一般障礙者相比，自己有什麼樣的傾向」後，再確認該評價制度是否對自己有利。

　　雖然以上的例子都是以「發展障礙中常見的傾向」作為前提，但實際上，發展障礙的症狀會因人而異。如果可以的話，最好一邊尋求福利機構的協助，一邊自我分析，並充分地諮詢・討論「對自己來說，必要條件是什麼？為了確認這一點，應該要問什麼才好」。

著者PROFILE

對馬陽一郎（つしまよういちろう）

2009年5月進入「特定非營利活動法人SARA-Project」任職。除了發展障礙以外，也在以精神‧智能‧身體等各種障礙的人為對象，提供職業訓練服務的就業過渡支援辦公室「SARA就業補習班@PorePore（さら就労塾@ぽれぽれ）」中，負責以電腦與事務工作為主的職業訓練。著作包含了『透過一點小技巧來讓事情變得順利 讓發展障礙者能順利工作的書』（翔泳社）。

安尾真美（やすおまさみ）

2012年9月 進入「特定非營利活動法人SARA-Project」任職。在就業過渡支援辦公室「SARA就業補習班」中，主要負責就業支援工作。另外，也有在從事以就業困難的大學生與年輕人為對象的支援活動。

SARA就業補習班@PorePore　https://sarapore.jp/

監修者PROFILE

林寧哲（はやしやすあき）

精神科醫師。日本精神神經學會認證精神科專科醫師。landic日本橋診所院長。1993年9月畢業於北里大學醫學院。曾任職於「北里大學耳鼻喉科頭頸部外科、國立相模原醫院耳鼻科、國立療養所晴嵐莊醫院循環器官內科」等處，在2003年9月進入福島縣立醫科大學醫學院神經精神醫學講座任職，並成為該大學研究所的研究生。2004年5月在東京‧日本橋設立「landic日本橋診所」。以成年人的發展障礙的診斷與治療為主，活躍於醫界。在休診日，除了在東京都內的保健中心與教育諮詢中心等處，以諮詢員、管理者的身分提供心理諮商服務以外，也會擔任「加深民眾對於發展障礙的理解」的講座的講師。著作包含了『也許罹患了發展障礙的成年人們』（PHP研究所）。

TITLE

發展障礙 完全自立手冊 [商務篇]

STAFF

出版	瑞昇文化事業股份有限公司
作者	對馬陽一郎
	安尾真美
監修	林寧哲
譯者	李明穎
創辦人/董事長	駱東墻
CEO/行銷	陳冠偉
總編輯	郭湘齡
文字主編	張聿雯
美術主編	朱哲宏
校對編輯	于忠勤
國際版權	駱念德　張聿雯
排版	洪伊珊
製版	明宏彩色照相製版有限公司
印刷	龍岡數位文化股份有限公司
	絋億彩色印刷有限公司
法律顧問	立勤國際法律事務所　黃沛聲律師
戶名	瑞昇文化事業股份有限公司
劃撥帳號	19598343
地址	新北市中和區景平路464巷2弄1-4號
電話	(02)2945-3191
傳真	(02)2945-3190
網址	www.rising-books.com.tw
Mail	deepblue@rising-books.com.tw
初版日期	2025年7月
定價	NT$ 420／HK$ 131

ORIGINAL JAPANESE EDITION STAFF

裝丁・本文デザイン	小口翔平＋岩永香穂＋喜來詩織（tobufune）
イラスト	高村あゆみ
本文DTP・図版	一企画

國家圖書館出版品預行編目資料

發展障礙完全自立手冊.商務篇/對馬陽一郎, 安尾真美著；李明穎譯. -- 初版. -- 新北市：瑞昇文化事業股份有限公司, 2025.07
200面；18.2 X 21公分
譯自：ちょっとしたことでうまくいく発達障害の人が会社の人間関係で困らないための本
ISBN 978-986-401-830-7(平裝)

1.CST: 心理發展障礙症 2.CST: 人際傳播 3.CST: 信心訓練

415.988　　　　　　　　　　　　114006609

國內著作權保障，請勿翻印／如有破損或裝訂錯誤請寄回更換

ちょっとしたことでうまくいく 発達障害の人が会社の人間関係で困らないための本
(Chotto Shita Kotode Umakuiku Hattatsushogaino Hitoga Kaishano Ningenkankeide Komaranai Tamenohon : 5487-9)
© 2018 Yoichiro Tsushima, Masami Yasuo
Original Japanese edition published by SHOEISHA Co.,Ltd.
Traditional Chinese Character translation rights arranged with SHOEISHA Co.,Ltd.
through JAPAN UNI AGENCY, INC.
Traditional Chinese Character translation copyright © 2025 by Rising Publishing Co,Ltd.